神山五郎の健康談義

平成版養生訓

まえがき

詩歌や絵画には説明がない方がよく、
乾杯まえの長口舌などはもっての外である。
日頃、私はこのように考えている。

本書ではどうか？

結論 御用とお急ぎの方は、本書の終章だけでもお読み下さい… 幸甚です。

神山 五郎

追伸 海老原幸雄氏編集の「医療新報」紙、その他に掲載されたものの集成
が本書です。

目　次

第一章

健康に必要なもの

「真忠は、忠を忘れる」という。この格言は「本当の忠義者は忠義などということを忘れて事をおこなっている」という意味である。これに即していえば、「真健は健を忘れる」ということになろう。今の時代、「健康」という言葉が氾濫しているのは、「不健康」がじりじりと身辺に押し寄せているからに他ならない。だから「病気」とか「不健康」のサイドから「健康」を考えれば楽なのだろうが、果たしてそれでよいのであろうか?

そんなことを考え巡らしている時、世界保健機構(WHO)が健康の定義に、霊性(spiritual)という概念を追加すべきかを討議していることを思い出した。日本でも厚生労働省の担当部局で検討しているというが、世界の大勢はこの追加に賛成らしいのである。科学万能を信奉する人々にとっては、これは賛成しかねるテーマらしいが、今時の若者がマンガとともに〝spiritual〟関係の本を追い求めているという事実から目をそむけるわけにはいくまい。

ところで、皆さんは「ＰＰＫ」という言葉をご存じのことと思う。「ピンピンコロリ」のことで、死の直前まで元気で生活し、誰の世話にもならずころりと往生したいということだ。このように生存寿命と健康寿命との差が少ないことを万人が求めている。

人生の目的達成を視点に

日本の現状を統計的にみてみると、生存寿命と健康寿命の差は平均7年であるという。つまり7年間は他人に介護されて死んでゆくのである。世話する人は、現在のところ多くの場合は女性（妻）である。だが、介護を女性に頼れるといつまでも思っていてよいのであろうか。それどころか、私たちは高齢社会の中にあって〝老老介護〟という厳しい現実に直面している。頼れないなら介護ロボットがあるさ、ということになるのか？

健康談議を始めるにあたり、思いつくままに疑問点を提示してみたが、少なくとも「健康」であったり、または「健康」になってから、何をするのか？　この点が明確になれば、自ずと初めに提示した疑問は解消する。つまり、人生における目的達成という視点が、「健康」には必須なのである。そういったところに軸足を定めて、あいまいな領域にどう切り込んでいけるか？　読者からの批判を待ちながら筆を進めていきたい。

第二章

日常生活を見直そう

日常生活の中から

診療は「平凡」をもって最善となす。診療の相手は人間である。できるだけ人を驚かさず、診療の効果をあげ、病がおさまり、いつの間にか受診もなくなるのが最善である。それには本人の「自然治癒力」をいかすとともに、薬よりも日常生活（衣食住）へのちょっとした工夫が必要となる。ここでは身近かな「水」にテーマをしぼって、私自身の反省をまじえながら考えてみたい。

盲点をつかれる思いに…

ある日、皮膚病にかかった女性の患者がやってきた。診察すると、アトピー性（接触性）皮膚炎のような症状を示していた。まず日常生活から工夫しようと、一般的な治療を続けながら彼女の日常のあり方を探っていった。洗濯などで使う洗剤の種類までは私の頭が働いたものの、風呂、シャワーなどの水質については目が届かなかった。

ところが彼女は聡明にも自分でシャワーなどの水質の問題に気づいて私に教えてくれたのである。盲点をつかれる思いだった。私が水質の問題に着目しなかったのは、彼女が独身の女性である遠慮もあってそこまで踏み込めなかったこともあった。しかし何よりも私には油断があった。

日頃私は日本における上下水道の整備を他国と比較し、高く評価してきた。ありがたいとの感謝の念を抱いてきた。今もこの気持ちは変わらない。どうやらそこに私の盲点があり、油断があったようだ。

今は昔…水と安全はタダ

ひるがえって考えてみれば、水と安全はタダであるというのが、古き良き時代の日本では常識であった。しかし今や安全な社会は崩壊し、安全な水を自然の恵みから享受する時代ではなくなった。「国敗れて山河あり」は遠い昔の幻想にすぎないのである。経済復興の代償は余りにも大きかった。

その代わりに人工的な対策は進んだ。その意味でも地方自治体の上下水道への懸命な取り組みには限りなく感謝したい。しかし一方で私は健康運動指導士の有資格者でもあるので、多くのプールでは水質が悪く、水難救助の資格をもつ指導員が皮膚・頭髪などに問題が発生していることも知っていた。

日常生活に必要な水の安全性を得る環境は山河の復興なくしてありえな

い。それは「国家百年の大計」である。その長い歳月を嘆いているだけでは能がない。対症療法として、浄水する手段を生活の中に持ち込む以外に道はないというのが現実である。

その浄水手段の機器だが、種類があまりにも多い。要は選択である。その時、私が最初に想起したのは、千葉県柏市の流水健康クラブのプールの見学にいった時の快感であった。いわゆるカルキ（塩素）のにおいが全くしていないのである。さらに、現場の水中勤務職員の肌が健康であったことである。

こうして私は患者や専門家のみなさんに教えられながら、私の理想とする「平凡な診療」に少しでも接近していくことを願っている。

夏バテ…人工気象との戦い

猛暑の季節到来。残暑も厳しくなりそうだ。日本の夏は熱帯なみ、それも多湿なので体が弱り、自律神経系統にも乱れが生じ易い。乱れた結果がいわゆる自律神経失調症である。夏に体力を使い果たし、9月に入るとホルモンバランスが崩れ、疲労感、だるさ、やる気欠乏、頭痛、下痢、不眠、肌の不調、その他に乱れが生じ、さらに生体防御（免疫）作用が減退する。そこに追い打ちをかけて、食中毒・食あたりの危険も顕在化する。これらを総合して「夏バテ」と定義しよう。

空調が普及する以前ならば、自然現象だけを考えればよかった。しかし、今は違う。先人が研究開発し生産した、塩、砂糖、肉などをわれわれ日本人が使いすぎているように、空調、特に夏は冷房も使いすぎている。今年は電力事情が悪化し、「申し訳ありませんが、この夏の節電にご協力願います」とテレビに「節電予報」が登場、空調への関心が払われているとはいえ、使いすぎが是正される気配はあまりない。

あなたならどう過ごす?

そんな中で、都心で働く女性社員の平均的一日を気象との関連で再現してみよう。読者は読みながら自分ならどのように過ごしているかを考えてみて欲しい。

通勤社員、特に女性では、四季に関係なく冷、熱への対応が慎重である。通勤時、「弱冷房車」という一部の鉄道だけが行っているサービスが欠如している路線では、車内に入った途端体が急速に冷えてくる。早速、耐寒対策用に用意してきた防寒用の上着などを汗をかいた身につけ、しかも車内でも比較的冷房の弱い位置に座席を探す。我慢すること1時間ほどで都心の駅に着く。

下車すると今度は猛暑が待っている。脱いだ上着を手に持つなどして、日照りを気にしつつ日陰の多い道を選び、会社に逃げ込む。

職場に入れば入ったで、職場の冷房の洗礼を受ける。空調の吹き出し口に対面するような位置の机では、再び北極圏である。北極圏内の人々が寒すぎると感じると、空調の温度を多少でも和らげようと調整をする。今度は空調の効率の悪い位置の人々や外出から帰社した人々から「暑いぞ！」と直接にも間接にも苦情が飛んでくる。

昼は、近くの公園でお手製の弁当を食べようと外出する。木陰などを選び仲の良い同僚と語らいつつ食事をすます。手にしたボトルの生茶（なまちゃ）はほどよくぬるくなっている。昼間では、このランチタイムだけが自然現象の影響下であった。

微調整の主役は汗である。冷房は汗腺機能を低下させてしまう。「1時間にコップ一杯の水（またはお茶）」が有効な決め手であり、体内の水不足とヒートアイランド現象などから、都心ほど熱中症にかかり易く、夜間でもかかる。なお冷房は除湿をかねるので極端な乾燥を招く。のどをやられる危険も発生する。「空調を効かすことがサービスである」と信じきっている人が多い以上、人工気象の弊害をのがれることは至難のわざである。

午後9時に帰宅の電車に乗車できればよい方なのである。帰宅のあとに、入浴あるいはシャワーをあびて極寒・猛暑の後遺症を洗い流せるのは、午後11時過ぎというところであろう。

都会で勤務されている読者では、この例と類似の体験をされていることも多いと思う。つまり、その生活の大半は人工気象による弊害である。夏バテ対策は実にこの人工気象との戦いとなってくる。先にふれたヒートアイランド対策はその集約的なものであろう。ヒートアイランド現象は都市部のエアコンの排熱やコンクリートやアスファルトの照り返しで日中の気温があがりやすくなり、夜はさがりにくくなる現象をいう。これに対して植栽が効果的なことはわかっているが、屋上では場所的に限りがある。ビルの屋上が注目されてきたという訳。緑地が約1100㎡増えたと仮定すれば平均0.3度涼しくなり、熱帯夜地域も1割減となるといった試算（国土交通省）が発表されている。

人工気象による弊害対策を思いつくまま列挙すれば、職住接近か、徒歩通勤・自転車通勤への切り替え、時差通勤、空調温度決定の職場会議、午前10時と午後3時の職場体操、保健室・当直室・全社内などでの午睡（ひるね）敢行と下着の選択。このあたりが実行の容易さからいくと、ベストであろう。体感温度や汗の処理には木綿下着が案外役に立つ。それと、午睡中には汗もかくので、体温の調整にも有効である…などなど。それぞれに自分の好みを生かして、自分ならばどのように過ごすか工夫して欲しい。

攻撃は最大の防御である

以上いろいろ触れてきたが、夏バテの生かし方の基本的な考え方は、「攻撃は最良の防御なり」であり、「ピンチをチャンス」の中にある。貴重な人生のある期間を、夏バテ対策にのみ追いまわされるとは、いかにも芸がない。工夫の余地がある。

私たちの日本は温帯地域に位置し、春夏秋冬の変化を楽しむことが出来る。この恩典をまず大いに感謝しよう。「天行健なり」という。地球温暖化のために多少の変動はあろうとも、大局的に見ればこのことばのとおりであり、四季の循環はおおむね定期的である。それに対応する人間のほうも、それなりに順応している。しかも、健康的で美しい日本食などという健康への有力な支援もあり、今、日本は世界一の長寿国となっている。

こうした恵まれた諸条件を生かしつつ、季節変動をより上手に受け入れるため工夫するのは、そもそも楽しいことではないか。さあ、この季節を前向きに過ごそう！

天から与えられた休暇

あの酷暑もどこへやら、秋も深くなるにつれ、風邪をひく人が多くなってきた。「風邪は万病の元」などと風邪にまつわる諺や格言は多い。と言うのは、それだけ、風邪という病気が身近いからなのであろう。学問的にいうと、風邪と流行性感冒との違いなどとうるさいが、それはさておき、ここでは基本的なことにふれてみたい。

病気というとすぐにその原因を外にもとめる傾向がある。病原菌や病原性ウイルスなどを悪者に仕立てて満足する考え方である。そして、それらに襲われないように防御しようとする。つまり、「衛生」である。ご存じのように、「衛」という文字は「守る」という意味であり、先守防衛である。

ここで世界史に想いを馳せてみよう。一国が滅びるには、何が原因となるのか？　外敵に襲われて滅びた国も確かにある。だが詳細に調べてみると、多くの国が内部崩壊し亡国の真因となっていることが多い。汚職・派閥争いなどの内敵により国力が衰えていること（内憂）を、外敵が察知して兵をおこして襲撃し（外患）、一国を倒したという例が多い。国力が衰えていることが情報機関などの活動で察知されると、今まで中立であった（日和見していた）国までが、敵側につき外敵に変化してしまう。二つの大国が争うとき小国にとっては、生き延びるための知恵すら無駄となる。

免疫こそ防衛体力の基礎

以上の構造がご理解いただけると、後は簡単である。風邪や流行性感冒などの対策も構造的にはこれと同じだからである。体力、それも行動力でなく、防衛体力（抵抗力ともいう）が不摂生で衰えてくると、病原菌やウイルスなどの外敵は敏感にそれを察知して侵入してくる。これが「感染」という過程である。さらに悪いことには、平生元気なときには体内・体外にありながら病原性を発揮していない細菌やウイルスまでも、防衛体力の弱みにつけこんで敵側（病原性微生物の側）につく。つまり、病原性を発揮しだす。時には「飼い犬に手をかまれる」ような状態もおこる。このように「感染」したとしても、防衛体力がしっかりしていれば、白血球などの防衛軍が水際で外敵を撃滅してしまう。その時の尊い犠牲者が膿（うみ）である。もし、逆に防衛軍が外敵に圧倒されると、「感染」から「発病」という過程に移行する。発熱・頭痛・咽喉痛・関節痛・発咳・痰（膿の一種）・全身倦怠（けんたい）などの症状を呈することとなる。

さきほど、防衛体力、あるいは抵抗力と書いた。それらは、不摂生で衰えるとも書いた。普通はこれで通用する。だがそれだけが原因ではない。建設的な目的があって、不眠不休で作業したとする。この様子を客観的に見れば、明らかに不摂生である。しかし、建設的な目的があって、自らも積極的に、不眠不休の活動をした場合には、風邪など余りひかないのである。逆に、不本意な目的のために、無理やり不眠不休的に作業させられると防衛体力は減退する。

防衛体力の基礎は「免疫」である。かつては、行動体力をつければ、自然と防衛体力もそれに比例してついてくるものと、多くの者が思っていた。だが、運動を非常に頻繁にやる選手層がよく風邪をひいていたりする事実がある。この事実が免疫学の領域で研究されるようになった。その結果、あまりにも頻繁に運動をしていると、免疫学的にその人は弱くなることが立証されてきた。そのうえ、精神神経免疫学という新分野の学問も発達し、イヤイヤ仕事をする事は、「感染」・「発病」の率を増大させることもわかってきた。

日常生活の快適化を図る

防衛体力のいかし方はこれでわかっていただけたと思う。では具体的にどうするか。端的に言ってしまえば、日常生活の快適化である。公生活・私生活を整理し、余裕をもって人生をおくる。その余裕を自己の人生目的のために堂々と使う。そのうえに、寝、食、動のバランスをはかる。アルコールを好む方はほどほどに酒などを楽しむ。ガンマ―GTPなどの数値が異常な方は、三週間断酒すれば、その数値が半減することを頭においてて飲まれるとよい。さらに、予防に成功せずに、「発病」してしまったときは、どうするか？　その時は、度胸を据えて、「天から与えられた休暇」

であると考え、それに徹するのである。あるいは、「天が、自分の日常生活の欠点を、発病という形で教示してくれたのである」と肯定的に考える。このように考えられる人の場合には、病気から回復すると、病前より、より健康な生活を始めてしまう。「災い転じて福となす」というわけである。

当世脱毛事情

「女性は美しく、男性は逞しく」とする考えは世の常であろうと思われていた。しかし、今や「女性は美しく、男性も美しく」となっている。さらに、それは女性好みの男性に変身したいという願望ともいえる。食欲が十分満たされると、清潔さに目が向くといわれるが、それが今日のクリーンブームの背景にあるようだ。だからこのごろは男性からも「永久脱毛」を希望する声が聞かれるようになった。

男らしさのシンボルであった毛髪を脱毛したくなるのは何故か？　要は、彼女が肌のツルツルを好むからであり、毛深いのはキモチガワルイと宣（のたま）うからなのである。そしてさらに、彼氏は彼女に嫌われたくないからである。

私などから見れば、実に立派な胸毛をもった青年から「この胸毛が濃すぎるから脱毛してほしい」などと訴えられる時には困惑する。何故ならば、そのような青年では、濃いのは胸毛だけではなく、腹部にもかなり毛が密集しているからである。結局、「永久脱毛」に莫大な費用と時間とがかかるからである。それだけの費用と時間とを脱毛以外の自己実現（生きがい）目標に転用されたら良いとつい思ってしまう。

一方、女性の脱毛希望者の年齢・職業の幅は確実に広がってきている。買い物帰りに子どもづれで来たり、あるいは「私が先に脱毛し、良ければ、娘にやらせたい」と言う母親もいる。そして若い女性は水泳をしたいのに、ハイレグ水着の悩みがある。ハイレグでない水着は、探しても手に入らないようである。それに水着姿の美しい写真は巷に氾濫している。そして、いわゆる「むだ毛」を全く写していない。否、むしろ「むだ毛」のないのを強調するカメラアングルでとっている。世の中には、水泳を好む女性、あるいは水泳が是非必要な（例・肥満・下肢障害などで）女性で、毛深いこともある。だが、その女性にふさわしい水着は見あたらない。そこで「永久脱毛」となる。「安心して水泳ができるようになった」とよろこぶ声が聞こえてくる。

「電気脱毛」は医療機関で

「電気脱毛」を医療者としての私の体験を通して考えてみる。紙幅の都合で要点だけの列挙になるむきもあるが了承されたい。

脱毛部位はその国によって違うが、日本では、下肢・わき・ビキニラインなどが多く、専門職の規定はなく、医療機関で行うように厚生労働省がさだめている。

電気脱毛を始める人は電気脱毛に踏み切るまでに心の葛藤が多々あることと思う。もし一旦やるときめたならば、なるべく「テスト脱毛（針の費用は別途）」を受けてみることをお勧めする。痛み・所要時間（期間）の推定にはお互いに経験が必要であり、特に痛みの強弱は、テスト時に使用する針（太さ）と電圧（強弱）などにより変化する。金額も期間も結構かかる。慎重に交渉し、口頭説明だけでなく文書でも確認し、さらに契約解除のときの手続きも調べておくと安全である。

針による病気の感染はあってはならないことであり、そのためには医療担当者全員と脱毛希望者も初診時に必ず血液検査を実施しなければならない。だから「電気脱毛」という方法は厚生労働省により、医療機関以外では禁止されている。日本が法治国家であるならば、医療機関以外で電気脱毛は行われていないはずである。ところが、医療機関以外のところでは、広告規制の法律がないため、電気脱毛を自由に広告できる。その結果、厚生労働省の通達がありながら、電気脱毛の広告がマスコミに氾濫しているのが現状である。

皮膚表面はきれいなまま、比較的短期間に脱毛を完了できるのは「絶縁針」による電気凝固脱毛術だからである。術後に発生するトラブル（後遺症）が非常に少ないのも、この針の開発があったからだ。毛は皮膚の深部にある毛根部（毛乳頭）から生えてくる。この部分を電流で完全に破壊するので、いわゆる永久脱毛が可能なのだ。脱毛針は、皮膚に対する部分が特殊絶縁されているので、皮膚表面は焼けず、強い電流を流しても皮膚表面を痛めない。また、針の最先端が、一番深いところにある毛根部（毛乳頭）まで届き、そこだけを破壊するように考案されている。だから通院の時点で生えているほとんどすべての毛を1回で脱毛することができる。

だが、脱毛を完了するには半年から2年の期間を要する。それは、毛には表面にはでず、皮膚内にも休んでいる毛がある。これを「毛周期」というが、これがあるために、期間が必要なのである。思春期などで毛が増えてくる時期の人の場合にも、期間はそれだけ長くかかることになる。

カウンセリングの実施を

私たち診療する側は脱毛希望部位の確認とそれに対するカウンセリングを行ない、脱毛を成功させる準備と実施を確実に進めていかなければならない。

ここで注意すべきことは客観的にみた毛の量と本人の悩みの程度とは必ずしも平行せず、時には、客観的には軽度な多毛症でありながら自殺を考えたりしている人もいるということである。

生理的には当然生えているべき毛（体毛・恥毛）すら、マスコミ関係の情報ではほとんど示していない。つまり、脱毛された「美しい」状態のみ示している。さらに、公衆浴場を利用することも少なくなり、若者は他人の裸を見ていない。すなわち毛に関しては情報操作された状態（異常に毛が少ない状態）ばかりが印象に残っている。従って、客観的には当然あるべき毛の量なのに、「自分では異常である」と思って受診している。つまり、どの程度脱毛すれば自然な（生理的な）のか、受診者本人に基準がないのである。脱毛を希望する人の中には、もはや見えないような細い毛まで気にする人がいる。「脱毛からの離脱」への援助はカウンセラーにとって重要な課題である。だからと言って、カウンセラーの考える基準を一方的に押し付けることはしない。このあたりへの理解がカウンセラーにとって極めて重要であることを私は経験を通して強く感じている。いずれにしろ、カウンセリングの最後は、双方感謝の気持ちのこもった笑顔となっていることを目標にしなければなるまい。

ここに、脱毛治療をおこなう認定脱毛士であり看護職の、ある女性の悩みとその自然経過についての記録がある。匿名による発表の許可を得たので、最後にその貴重な記録を転載して参考に供したい。

私が腕の毛をムダ毛であると意識したのは、小学校3年生の時でした。クラスの男の子から、「毛深いな」という意味の言葉をかけられました。当時の私は気が強かったので、「あんただって人のこと言えないじゃない！」と言いかえしました。すると、「僕は男だから別にいいんだ」と言いました。

その後、その友人（男の子）との関係に変化はなく、男子からも女子からも「いじめ」られたことはなかった。しかし私自身の中で〈あの（女の）子だって毛深い。あの子の方が私よりもっと毛深い〉などと他人と比較するようになりました。そして成人したら永久脱毛しようと考えました。だが、とにかく中学生になったらすぐ除毛しようと決意しました。

中学生になって最初は、除毛クリームを使いました。その後、ワックス、ゼリー、脱色、エピレディ（市販の脱毛器具名）などと様々な脱毛方法を試みました。友人とムダ毛の話をしているうちに、腕だけでなく、足の毛も気になるようになりました。それで足の方もいろいろ脱毛処理しました。

しかし最近では当時ほど毛のことやムダ毛に関する他人の目が気にならなくなりました。それは、結婚して対男性緊張感が薄れたからなのかもしれません。また、認定脱毛士という立場となり、自分よりもっともっと毛深い人々と接したからかもしれません。

こうして振り返って思うのは、他人との比較によって、私は悩んだり、またその悩みを解消したりしていたということです。つまり、自分自身の気持ちの持ちようによって、悩まずにもいられるということでした。

今後私は、ムダ毛に異常に悩んでいる方々へ電気脱毛という看護技術を提供していきたい。同時に、毛のことばかりでなく、いろいろな面で悩んでいる人が、「気持ちの持ちようを切り替えるという自己の心の扱い方で、より建設的に自己実現できるのだ」ということを判って貰いたい。私はその意味で、心の面からも毛にとらわれている方々を援助していきたい。

生活習慣病予備軍のみなさんへ

国家財政は苦しくとも、国民は豊かさに慣れ、日本は世界でも有数な飽食国家となった。「銀座のカラスは糖尿病」と言うジョークもあるくらいである。この豊かさが国民の健康にプラス面から作用すれば文句はないが、現実はその逆のようである。例えば、糖尿病者、肥満者、高血圧者、その他生活習慣の失敗が原因で罹患する人の数は増加し続けている。

これらの病気はある日突然発症するわけではなく、若いころからの生活習慣のゆがみが蓄積されておこる。自覚症状がないので甘く考え、放置しているうちに進行してゆくのが生活習慣病だ。なかでも肥満症、高血圧症、糖尿病、高脂血症の四つは「死の四重奏」とよばれるほど、重なり合ってしまうと互いに悪影響を及ぼし、相乗効果で重症化への拍車をかける。自覚症状がないからとゆめゆめ油断は禁物。

頑張らずに、おおらかに

で、ここで筆者は禁煙に成功した人、肥満解消をやりとげた人、酒の量を減らした人など、診療を通じて学んできたことを列記して予備軍の方々の参考に供したい。その内容を次のような項目にまとめてみた。

◇成功者は頑張って悪癖を矯正しようとしていなかったこと。逆に、悪癖を矯正しようと努力した人が禁煙の習慣がつき始めたころに再び喫煙している。そして自己の意志力に対して自信を失ったりしている。

◇成功した人にはユーモアのセンスのある人が多い。自分の禁煙の失敗などを平気で笑えるだけのゆとりのある人がいつのまにか禁煙に成功している。このおおらかさが生活習慣向上のエネルギー源となっているようにおもえる。どうも過度の生真面目さは裏目に出るようである。

◇生活習慣に手をつける頃、偶然かもしれないが、ご本人が希望する新しい生活習慣が仕事の上（家庭事情の上）などでも要求されたりしている。生活のかかっている仕事とむすびつく生活習慣の向上では成功率が大きい。例えば、肥満の女性が急にある種の職場に栄転し、その役をこなすためにはどうしてもやせなければならないという時。成功後も、前の生活に戻らない。仕事をもつことの有り難さが痛感される。

◇従来の生活の改善、禁止よりは新しい生活習慣を身につけるという発想。新しい生活習慣が身につくに従って、古い生活習慣が自然と押し出され、結果として生活習慣が改善されるという「押し出し方式」での成功率は大きい。抑制、禁止よりこの「押し出し方式」は実行し易いのである。
◇何かご本人にとって非常に嬉しいことがおこり、その喜びの中で生活習慣変更の初期を過ごし、しばらくしてせっかくここまで良い生活習慣が身につき始めたのであるから、そのまま続けようと考え成功する人もいる。

脅しは何の役にも立たぬ

以上列記した成功者の例を大観すると、成功者に備わっているある種の風格（人格）があることに気が付く。その風格を医療関係者（医師、歯科医師、看護職、歯科衛生士、医業類似行為者、精神保健福祉士、その他）も備えるように工夫し、その上にカウンセリング、その他の臨床心理学の基礎を学び、生活改善診療にあたれば成功率は大きいのである。

例えば、糖尿病などの発生原因の説明とその「理屈」を話すことが多い。

次に、糖尿病の経過を悲惨な例を示しつつ「脅す」のが普通である。医師主導の解説、つまりは「脅し」は何の役にも立たないといえよう。ただし例外はある。もっとも役に立つ医師とは、自分の失敗を率直にかたれる人であり、なってしまった糖尿病と共生し、以後の人生を有意義に送りつつある人である。その人（医療関係者）の後姿は尊い。

逆に、「脅し」や「理屈」はマスコミから耳にタコができるほど聞かされている。聞き飽きている情報をさらに繰り返されると、効果が無いだけではく、繰り返しによる逆効果すら発生する。心すべきである。

生活習慣としての運動を考える

「1998年生活習慣病のしおり」（厚生労働省）ではこれまで成人病対策として二次予防に重点をおいていた従来の対策に加え、生活習慣の改善をめざす一次予防対策を推進するために新たに導入した概念とし、「生活習慣は米国の大規模な調査でも、健康への影響が大きいことが立証されています。ところが、健康的な生活習慣についての知識と、実際の行動との間には大きな開きがあって、なかなか習慣が改められないのが、現実」であると生活習慣の改善が難しいことを率直に述べている。

健康的な生活習慣についても具体的にいろいろ述べている。しかし、結論を先に述べれば、「人生目標達成への真剣さが健康的な生活習慣形成への鍵である」といえる。

次の7項目を考慮したい

さてここで、生活習慣の改善をめざすための運動を考えてみよう。つまり「運動の効用」であるが、「運動療法の効用」とは書きたくない。なぜなら「療法」というからには、そこには病人・症状の存在が前提となる。ここでは一次予防の立場をとる。そこでは、健康人のみが存在するのであり、病人あるいは半健康人は存在しない筈である。直ちに生命を脅かすものはない。しかし、長期的「運動」を考えるときに考慮すべき諸点は次の7点であると思う。

第1点は重力の影響…われわれの多くは地球上に居住し、好むと好まざるとにかかわらず地球引力、すなわち重力に影響を受けている。無重力の空間における宇宙飛行士の健康状態（抗重力筋の萎縮・血液の異常動態・その他を含む）と地上人のそれとを比較すると、重力有無の影響が大きいことがわかる。将来、人間が宇宙都市に居住することを考慮すると、必要な「運動」の概念も今から再検討しておく必要がある。事実、水中歩行を好み継続したがる人が増加している。それは肥満・腰痛および膝関節の痛みを訴える方々である。この現象も重力（浮力）の存在を考えれば理解できる。

第2点は自発的運動と強制的運動との存在…ある運動をしても、その運動をイヤイヤするのか、ヨロコンデするのかによって、外見的にはまったく同じ動きであってもその効用には差が生じる。これは、強制的運動と自発的運動の効用の差と表現できよう。障害者（以下、障害児を含む）は病人ではない。障害者の多くは障害のある健康人である。

第3点は職業としての運動…その職業にイヤイヤ従事するか、ヨロコンデ従事するかによって、効用に差が生じよう。イヤイヤするときには「腰が入らない」傾向も加わり、その作業が腰痛などの原因となりやすい。ヨロコンデするときには、やり過ぎれば別であるが、その弊害は少ない。日常、職業上の軽い荷物を運んでも腰痛・肩痛をおこす人が、ヨロコンデ職場旅行の荷物を運ぶ場合には疼痛を訴えない。このような事例に接すると、給料の額の高低などを二の次とし、自分が本当にやりたい職業を選択する、すなわち自己の人生目標の達成を優先すべきことが理解される。

第4点は省力化機器の影響…ＯＡ機器をはじめとする省力化された機器（テレビ・自動車などを含む）を視聴し・運転する場合の運動である。これらの機器は人間工学的にも疲労しないように設計されている。よって、身体の運動エネルギーの消費は少ない。つまり、運動不足を招きやすい。

一方、視感覚・聴感覚・振動感覚などの感覚器への負担は比較的大きい。特にスポーツなどのテレビ映像の視聴では、自らが運動したという錯覚を招きやすい。また、感覚器への過重な刺激負担（OA機器端末・テレビの見過ぎを含む）は中枢神経系に別の問題（頭痛・めまい・視力低下・難聴などを含む）を発生させる。

第5点は運動に起因する事故…運動により事故（心的外傷を含む）が発生することがある。注意しても予防できない事故がある。朝礼の前後でおこなわれている軽度の職場体操でも、ハズミで骨折がおこりうる。このようなリスクもあるので、職場体操を朝礼の時間の前、しかも勤務開始時刻以前に実施し、運動への参加を自発的運動者に限っている企業・団体もある。マラソンなどの公式行事に先立って、医師による健康診断がもとめられることがある。医師としては予測できない因子が多いので、その診断には悩むところである。

第6点は運動の自己責任…米国でよく見られる注意書きがある。危険な場所などに、「入ってもよい、ただしリスク発生の責任は自分でとれ！」という掲示である。自由だがそのリスクは自分がとるという立場を米国民は好むようである。これに比較すれば、日本の多くの運動施設は過保護であるともいえよう。過保護の傾向がすすめば、思い切った痛快なスポーツを日本ではやれなくなる。また、過保護であれば、健康人（病人ではない）を被験者とする運動負荷心電図検査などの実施にも医師の監督が必要となり、経済的負担が増加する。そのため、かなりの検査機器が運動施設内で遊休設備となっている。

第7点は栄養・運動・休養の3要素間の有機的関係…3要素はそれぞれが有機的に相互に影響しあっているので、そのうちのある1つの要素に徹底すると自然と他の要素に好影響が及ぶ。新しい健康習慣を樹立するに際しては、思い切って目標を1つにしぼるのがよい。むしろ、しぼるべきである。

人生目標達成への真剣さ

次に、運動を避けている健康人を対象に運動への動機づけを考えてみよう。これらの人々には、同窓会・同期生会・県人会・職場旅行・異業種交流会・宗教の集い・その他の機会でしか会えない。彼らは、他人が自分に運動をすすめるであろうと予知すると、その雰囲気を感じとっただけで殻にとじこもるか、その場から退避してしまう。その口実はみごとである。彼等に心をひらいていただくためには、まず彼らにとって魅力のある存在と自分がなることが必要である。年賀状・暑中見舞いの発送、誕生日のお祝いなどを、恋人を想うがごとく発送し、しかも相手のプライバシーには立ち入らない。趣味の一致などは有力なアクセス・チャンネルであろう。

そのつかず離れずの状態を保ちつつ、彼等が健康上の問題をもったときにさりげなく援助する。困ったとき元気で自分を援助してくれる、あなたの魅力ある健康な姿、すなわち「健康の商品見本」であることが、彼等の心を健康運動へ動機づけるのである。

ある生活習慣がたとえその人にとって現在不利に見えても、その生活習慣が発生した時点ではそれなりにバランスをとる役割をはたしていたはずである。それを現在一方的に悪いと決めつけるところから生活習慣改善の問題はこじれてくる。むしろ、その生活習慣があったために今日まで生存できたことを感謝すべきである。そして、必要があれば、その生活習慣と併存するところの新しい生活習慣を形成し始めればよいのである。

結論は冒頭で述べたとおり、「人生目標達成への真剣さが健康的な生活習慣形成への鍵」であり、運動についての生活習慣形成についてもこの結論に従う。

第三章

長寿時代の生き方

伸びた寿命と遊び心

日本人の寿命は伸びている。平均寿命世界トップの座は当分続くであろう。このせっかく伸びた寿命をどのように活用し、感謝しているか。これからの大きな課題である。現実的に言えばこれは看護・介護の質に関する問題である。このことをめぐって、筆者をふくむ高齢者も、高齢者を介護する人達の側にも、ともに忘れてはならないことがある。それをとり上げておきたい。

介護現場に欠ける遊び心

私は高齢者介護の現場「介護老人保健施設」という施設の施設長をつと

め、介護支援専門員でもある。そうした経験の中で感じることを要約すると、処遇現場における「遊び心の欠如」と言えそうだ。

私たち日本人では農耕民族の長所の一つである「真面目さ」が全面に出てしまって、現場が過度に真面目であり、しかも安全第一なので高齢者を甘やかす傾向となる。せっかく得られた寿命の延長を、「甘やかされた人生終末」で締めくくっていいのであろうか…と思うのである。

仕事を楽しむ上手な工夫

猛烈な仕事人間であった人の中に、「定年になったらのんびりと趣味の世界に遊ぶ予定だ」と語っている方々がおられる。だがこの種の人生設計がうまくいったという後日談は、あまり聞かない。多くの場合、激職を離れ半年以内に心身が不調となり、ボケーとしてしまい何もしなくなる。その結果、妻にとっての粗大ゴミ・濡れ落ち葉となる。すなわち、定年の危機に襲われる。

この危機（つまりストレス）を乗り切った人達の体験談をまとめると、知恵の中身がわかってくる。得られた結論は案外、平凡簡単である。自由の逆、つまり制約をみずからに課すことである。

趣味の世界に遊ぶことで成功している人は、そこで遊ぶのに必要な制約・訓練を自らに課していた。その制約・訓練は、現役時代の職業上の制約・訓練よりむしろ厳しい。だが、自ら求めた制約・訓練なので喜々としてそれらに挑戦する。そしていつのまにか第二の人生が、新しい第二の現役時代へと変貌していく。すなわち、いつのまにか趣味と実益とを兼ね備えた理想的生活パターンが生まれているのである。

格言に「仕事を頼むには、忙しい人に頼め」というのがある。忙しい人の中には頼まれた仕事を楽しむ工夫の上手な人が多い。自然と仕事が集まり、さらに忙しくなる。暇な人では、物理的時間は多いが、頼まれた仕事を楽しめず、結果として周囲との人間関係を難しくしてしまう。

リハビリは拷問ではない

ひるがえって考えてみれば、介護の現場に勤務する職員が、現場人であろうと、管理職であろうと、制約の多い現場を楽しむ工夫ができているものと仮定しよう。そのような現場では、そこに集まる高齢者・障害者の持つ制約の補償対策、残されている能力の活用などを、皆で一緒に考える。高齢者・障害者にとっては制約への同情よりも、残存能力の活用を一緒に考えてくれるほうがありがたい。そして、うまくいったときには一緒に喜び、失敗したときはさらに工夫を重ねる。これはすでにリハビリテーションであり、人生ゲームである。

要するに、終末人生の場の基盤の根本は「遊び」なのである。この「遊び」があってこそ、延長された寿命のありがたさは理解され、人生を最後まで感謝できるのである。リハビリテーションは拷問（ごうもん）ではない。

最後に筆者の好む「梁塵秘抄（りょうじんひしょう）」の有名な一句を引用しておく。

『遊びをせんとや生まれけん』

高齢者に「やる気」を！

私は介護老人保健施設の施設長として高齢者のお世話をし、高齢者問題を実地に勉強した。70代後半の自分の年齢を考えると「あすは我が身」ということでもあり、自分自身のことを顧みても勉強になる。

生活習慣を少しづつ改善

介護老人保健施設で回診をしてつくづく思うことは、暦年齢と現実の体力年齢との間には大きな違いがあるということだ。私よりはるかに若くて入所している人もおり、逆にご高齢の父母が、こどもである入所者の面倒をみている「老老介護」の現実にも接している。

回診して思うのだが、健康のためには生活習慣をすこしづつ改善していくべきであろう。なかには生活習慣をがらりとかえてみようと張り切る人もいる。その勇気・決断力には敬意を表したいが、あまりお勧めできない。なぜならば、人体は極めて精密な機械である。長いこと続けてきた生活習慣をがらりとかえて、その影響がどこに現れるか…現在の科学では予測のつかないことが多いからだ。人体への影響は徐々に与えてほしいと思うのである。

ところで、高齢者の機能回復にはこんな事例もあるというのを二、三紹介し、参考にしていただければと思う。

皆から頼られてからは…

こんな事があった。空調のきいた診察室で午後のカルテを整理していたら、親しい人から電話がはいった。

「先生、どうしたらいいでしょうか、とうとう……、今までは他人（ひと）事だったのですが…」

「ふーん、君らしくないね、どうしたの？」

「実は、母親のことなんです。当年とって82歳。この春のお花見で先生に偶然お会いしましたね。あの時は元気だったのです。今も一応元気なのです。ですが、梅雨どきになったら、ときどきふらふら無意味に外出するようになったのです。それが散歩でもないから心配なのです。普段は我々とまともな会話ができるのですが、時々辻褄のあわないことを口ばしるのです。先生、これはボケなのでしょうか？」

「そう、ボケなんですよ。でもまだけっこう辻褄のあう会話もできるようだから、俗に言う『まだらボケ』ですね。昔から得意なことを話すようなときには、かなり難しい内容でも間違いなく話せます。だからそこのところだけを聞いているとボケとは思えないのです」

「そう、そうなんですよ、まさにその通りです。料理が得意な母でしたから、好きな料理の材料の準備ではすごく正確で、手順もいいのです。だから、ボケではないと思いたいのですが…」

親孝行な君だからその気持ちはよくわかる。だが、残念ながら、『まだらボケ』の初期でしょう。一度拝見しましょう。でも、早くあなたが気づいたからよかった。でないと慣れない道などで、とんでもない危険にあったかも…。例えば、一人で徘徊していても、近所の知人などに会うと急にもっともらしい会話を始める。それで近所の人たちはボケには気づかないのです」

この母親は、相談の結果近くの介護老人保健施設の通所サービスを週3

回利用することになった。母親の日常にはあるリズム（規則性）が生まれた。つまり、介護老人保健施設から朝、迎えのマイクロバスが来る。昼間はリハビリテーション・リクリエーション・入浴などで結構忙しくなり、施設内では他のご老人の車椅子をおしたりするので、皆から頼られ、生きがいを見出している。そこから「やる気」が生まれ、不思議にもボケ症状も少なくなり、曲がりかけた腰も伸びてきている。夕方にはマイクロバスが家まで送ってくれる。食欲・睡眠すべて順調となり孝行息子も安心できた。

惚れて通えば百里も一里

一方では、こんなやりとりもあった。

「妻に先たたれた『まだらボケ』の男性（例えば義父・祖父）が、女性

（例えば息子または孫の嫁さん）と昼間二人で留守をまもっていたりすると、いまわしいことがおこりえます。つまり、嫁さんにその男性が迫ってくるという…」

「先生、それで？」

「嫁さんの亭主が帰宅したときにはその男性は、節度をわきまえ、いつもの通りまったく正常に行動します。会話もきわめてまともです。だから、亭主に、嫁さんが昼間のいまわしいことを涙ながら訴えても、亭主はとりあいません。結局、事柄が事柄なだけに、嫁さんは進退窮まり、ときには家出、自殺などにも発展するのです」

「男女の間のこと、つまり性に関しては微妙だから、老人の性を常識だけで判断しないほうがいいということですか、先生」

「そうです。性のエネルギーが残っていることは、その発散を誤ると以上のような問題になります。しかし、正しく発散するとよいこともたくさんあります」

次の事例がそれだ。

ある有名女子大学の名誉教授が難聴になり、補聴器なしでは電話による会話ができなくなっていた。ところが、教え子の女性との仲がいい感じになってきたら、補聴器なしで会話ができるようになった。あまりうまく会話するので、聴こえがよくなったのではないかと関係者は思い、聴感覚の程度を測定する機器（オージオメータ）で聴力検査をおこない、以前の検査結果と比較した。成績は、予期に反して全く以前と同じであった。つまり、よくなっていなかったのである。

事実、このようなことはかなり多い。そこで敢えてその反対の事例をあげれば、「難聴の人にとって都合の悪いことは聴こえてこない」という事がある。

このように聴感覚でおきていることは、当然その他の感覚や知覚でもおきている。高齢者の感覚・知覚は平均して衰えるが、何らかの理由で「やる気」がでてくると感覚はともかくとして、知覚ではかなり改善される。この「やる気」を最も効果的に高めるのが「色気」であり、「老いらくの恋」である。この点を無視して、「やる気」ばかりを鼓舞奨励してもリハビリテーションの効果はあがらない。「惚れて通えば百里も一里」というくらい距離も「色気」次第なのである。

いかがであろうか——。

減算主義生活のすすめ

社会の変化が進む中、介護を必要とする人は大幅に増え、高齢者だけの世帯がふえている。〝老老介護〟の厳しい現実をみても、家族による対応が難しくなってきているいま、老後の最大の不安である介護を社会全体で支え合っていくという制度が導入された。これが介護保険である。しかしこの制度にも限界がある。何よりも経費が予測を完全に上回るのだ。さらに、痴呆の判定が実情にそわないこと、在宅介護の事前研究が不足していたこと、実働する介護支援専門員（ケアマネジャー）の人数が不足する現状などがあげられている。

介護保険制度の限界突破

介護保険の諸問題を解決するには、どうしても健康法、それも「家庭健康法」の普及徹底が必要となる。その結果、老化の進行が遅くなり、さらには痴呆・寝たきり高齢者の減員となる。この領域のことが現行の介護保険制度のなかではあまり述べられていない。つまり介護費用を低減化するには介護の問題だけを考えていてはだめである。介護の周辺からも問題を眺めなくてはならない。ここで介護周辺の問題を列挙してみると、次のようなものになる。

核家族政策▽相続税の税制（税率を含む）▽弱者の人権を過度に保護する憲法▽自己の健康保持に時間と費用をかけた人々を優遇せず、逆に、健康保持に怠惰であった人々を優遇する政治（健康保険制度）▽老害の強調と敬老精神の軽視▽中流住宅設計への配慮不足。

これを別の面から検討してみよう。

具体的には高齢者の内服薬の問題がある。大病院のシステムが精緻になればなるほど、専門外来が整備される。その結果いろいろの病状をもつ高齢者はいろいろな専門医から薬の処方をもらうことになる。これらの専門医の間で横の連絡をとってくれると有り難いのだが、相互に連絡がなく処方がだされる場合もある。残念ながらこれが実情であろう。

結果として、このような場合には統一を欠いた薬の束が薬局から出されることとなる。ここに至る間で薬剤師のチェックがある筈なのだが、それにも限界がある。

さてところで、日本ほど服薬の多い国はないといわれているが、真面目な患者ほど出された薬のすべてを正直に服用する。それでそれぞれの病状が解消し問題が解決することをわれわれは期待する。だが、ときには体内における薬の予想外の相互作用（交互作用）もおこる。それで予想外の臓器に問題が発生したりする。この有害な相互作用のために大病院への批判・不信が発生しつつある。

現代科学の粋をあつめた大病院への信用がこのように崩れてくると、患者は代替（だいたい）医療に救いを求める。もし今までの薬の一部か、あるいは全部が破棄（つまり、減算）されれば、前述の相互作用（交互作用）が消える。しかし、薬の主たる効能も同時に消える。

現代の医療システムの微妙な構造を「減算の効用」の立場からみてみたが、患者としては健康維持の点からどうすればよいか？

結論は、日頃から一人でよいから、気楽に他医を紹介してくれるような「かかりつけ医師」を確保しておくこととなる。確保することが大病院内で難しければ、住居近隣のなかで探すこととなる。親しい看護関係者などから、患者に親切で依頼と会話とを尊重する医師名を教わり、日常の定期健康診断から依頼するなどは賢明なアクセス（接近方法）である。

薬がよく効くからといって、その服用量を処方量以上に勝手に増やす（加算）のは危険である。もし処方量が適量であった場合には、増やしては効き目が悪くなれば、その量を減じ（減算）てこそ、効き目が良くなるのが理屈である。現実も理屈のとおりであることが多い。特に高齢者の肝臓では薬の解毒能力が衰えているので薬の用量・種類を減ずる効用は大きい。

簡素だが悠々たる生活を

ここで減算の結果としての悠々とした生活を点描してみよう。

まず衣生活…晴れた日に公園などに行くとフリーマーケットや物々交換

市が盛大に開かれている。そして多種多様な衣服が交換あるいは安く販売されている。流行追求・内需拡大もよいが、使いまわしのできる衣類選択という方向も意識したい。

食生活では…戦中・戦後の食生活が貧困であったため、「食べ物を残してはもったいない。無理しても残さずに（加算）食べる」という習慣が身につき、現在肥満で困っている方が多い。バランスを考えつつ、小食（減算）・薄味の効用を期待したい。高脂血症・糖尿病への特効が期待されよう。

次に住生活…マンションの室内に、便利であるはずの家具・器具が満ち溢れ、結果としてその効用もない。加算主義によって発生した生活上の弊害である。いつかは必要になると思って家具・器具・資料などを整頓するが、整理（減算）できない。大胆に破棄・交換し、空間を確保するだけで、住む人の心は広くなり、先を見通せる余裕も生まれよう。

物資欠乏時代では加算主義生活が尊重された。一方、「減算主義生活」のあることは忘れられる傾向にあった。今後は、減算の効用を賢明に生かし生活基盤を贅肉なく整備すれば、簡素にしてしかも悠々たる健康な生活が可能となるはずである。

第四章

痛みと上手《ウマ》くつきあうには

痛みは医療の原点である

ひとは生涯痛みに無縁と言う訳にはいかない。いろいろな理由から、痛みに悩む。残念ながら時々その痛みは繰り返される。その時少しでも賢明な対策がとれるよう、医療界の内幕について触れておこう。

医療の現場では、「生命（いのち）とともに「疼痛（いたみ）」がもっとも切実な問題である。あまりの激痛の時には「痛いから殺してくれ！」と叫ぶようになる。

さて、麻酔は全身麻酔と局所麻酔に大別される。医療機関に「麻酔科」という診療科が標傍され、「麻酔医」（正式には『麻酔科標榜医』）という資格が生じ、これを厚生労働省が認定している。現在日本麻酔（科）学会の調査では、有資格者数は約1万4000名である。これらは、何れも第二次世界大戦後に、主に米国から学びつつ整備された結果である。

この麻酔の進歩により、手術は痛みなくおこなわれるようになった。結果として、複雑な手術でも外科医が落ち着いて熟慮しながら処置できるようになった。このように麻酔の進歩は患者を守るという素晴らしいメリットをもたらしたが、一方では手術室の閉鎖性を増強し、手術ミスなどの情報公開をさまたげる傾向を招いたことは否めない。

麻酔現場の後進性打破へ

手術中に麻酔を担当する予定の麻酔医は、手術前に病室に行き患者に面接し、使用する麻酔などについて説明することになっている。しかし、日本の医療現場ではこのことが必ずしも実行されていない。何故か？　麻酔に支払われる診療報酬が低いため、麻酔医は掛け持ちで麻酔を行い稼がねばならないからである。つまり、手術室の中で同時に並行して行われる複数の手術の麻酔を、掛け持ちで麻酔しているのが現状である。優秀な日本の看護職は、この多忙な麻酔医を介助して事故少なく手術を進めるよう努力している。

この麻酔現場の後進性が、関係者の工夫と努力で何とかおぎなわれているが、無理は所詮無理なのであり、麻酔関係事故の増加という結果を招く心配がある。

患者としては、執刀する外科医のほかに、麻酔に当たる麻酔医のいることを真剣に思うべきである。主治医を通じて、執刀医に会うのと同じく、麻酔医にも手術前に会いたいと要求すべきである。医療の質をたかめるためには、患者からの要求が必要なのである。

術者と患者の信頼こそ

現在の全身麻酔では、全身麻酔の前から、さまざまな基礎麻酔薬などを使い、痛みを全く感じさせることなく、麻酔が始められている。患者の呼吸器系統に麻酔ガスの管と酸素ガスの管などを連結しているので、万一手術中に患者の呼吸が停止しても、人工呼吸を確実に即座に行えるようになっている。

全身麻酔が適当でない場合には、「局所」という狭い範囲の麻酔をして、意識のあるまま手術をする。これを局所麻酔と呼ぶ。麻酔薬を手術野の周辺に注射し、薬液を浸潤させて痛みをなくする。これが局所浸潤麻酔である。時には伝達麻酔といって、手術該当部位から脳へあがってくる知覚神経の経路へ注射し、局所から脳への痛みの信号伝達を邪魔することもある。

歯科の治療では、歯ぐきというかなり堅い組織に注射する必要がある。

その場合にはかなりの注入圧力が必要なので、注射筒に工夫がこらされている。医科領域ではそれほどの圧力を要する注射は少ない。一般に、歯科領域では麻酔上の工夫がよくなされている。その理由の一つに歯ぐきの堅さがある。

ここで笑気ガスの登場となる。このガスは気分よく吸入でき、精神を鎮静してくれ、しかも吸入をとめれば一分以内で安全に覚める鎮静薬である。麻酔でないので意識はあるが、痛みに鈍感となり、心が落ち着くのである。この「笑気鎮静法」を工夫し、保険診療適用にまで持ち込んだのも歯科医師である。この笑気鎮静法は今後、医科領域でも取り入れられるべき安全・確実な痛みへの対策である。

以上何の場合でも、術者と患者との信頼の度合いが高ければ高いほど、痛みへの対策は効果をあげる。現在でも、中国式の鍼麻酔（はりますい）

などで麻酔薬を使わずに手術をする場合には、患者との信頼関係が鍼麻酔の効きめに強く影響している。同時に、室内に快い環境音楽などが流れていたりすると、その効果は促進される。このことが痛みへの対策では基本なのであり、薬の効果もこの基本を忘れては発揮されない。逆に、信頼の度合いが高ければ、薬がなくても痛みへの対策となる。(陰の声・ここが大切)。

よりよい診察への工夫を

ここで、よく耳にされるであろう「ペインクリニック」について言及しておきたい。

ペインクリニックとは「痛みだけの診療所」と翻訳されよう。多くのペインクリニックでは、麻酔医が診療にあたっている。だが、特に麻酔医でなくとも患者の痛みをとってくれるところであれば、ペインクリニックと言ってよいであろう。何故ならば、「ペインクリニック」という名称が俗称であり、法律用語ではないからである。現実には、ペインクリニック学会という医学会も誕生してはいる。さて、麻酔医がペインクリニックを開設することが多いのは何故か？

それは前記のとおり、麻酔医が伝達麻酔に慣れているからである。医療の経過中には、病気の原因が不明か、または原因がわかっていても除去できないときがある。その場合、とにかく「痛みだけでも軽減・消去してほしい」と患者は願うものだ。このようなとき、麻酔医が伝達麻酔で痛みを軽減・消去するのがペインクリニックなのである。患者から喜ばれるのはとうぜんである。

そこで、整形外科の反撃が始まる。「ペインクリニックでは痛みだけを麻酔でおさえる。しかし、原因の除去には貢献していない。麻酔が切れれば、前と同じであり再び痛くなり、さらに反復すると麻酔の悪影響も現れよう。困ったことである…云々」。ペインクリニック側も黙ってはいない。「リハビリテーションにしろ、理学療法・作業療法・言語療法にしろ、痛くてはやりにくい。ペインクリニックで痛みを軽減・消去している間にこそ、これらの療法は効率よくおこなわれる…云々」。

以上のように、各診療科間で議論している。どうか、関係する診療科の間でよく話しあって、患者のためによりよい診療となるよう工夫して欲しい。そして痛みをかかえてしまった人たちは以上のような事情を知り、状況を判断するとよい。そのためには日ごろから幅広くアンテナをはっておけばこそ、「適時」に「適切」な医療関係者の意見をきくことができる。

第五章

しなやかな心で生きよう

「職業病」という安易なレッテル

町医者として診療所を経営していた頃だが、実にいろいろな問題が持ち込まれてきたものだ。その1つがいわゆる「職業病」といわれるものである。日本の高度に分化した社会の歪み（ひずみ）とでもいうべき問題の解決がもとめられている。高度に分化した社会になればなるほど、またその仕事に専門性が生まれれば生まれるほど、「一定のパターンの仕事」を継続するようになるのだ。

この「一定のパターンの仕事」というのが曲者なのである。最近の例では、ある優秀な青年心臓外科医師が、手術執刀時の前傾姿勢などに起因する腰痛で、多くの高名な整形外科医師の診療を受けながら悩み、ついに惜しまれつつメスを捨てた。

やるべきことは多いはず

現代医学では、この場合の腰痛を「職業病」というレッテルを貼って終っている。つまり、その職業をしている限り必然的にその症状はおこるという。よって、「その職業を捨てなさい！」という語感をすらもっている。この「職業病」なるレッテルを患者にもっともらしく押し付ける。だが、それでよいのであろうか？

かつて水銀やカドミウムを使う工業に従事する人たちが中毒症状に襲われ、次々に倒れてゆくという事件がおきた。公害という深刻な社会問題としてとらえねばならないものであった。だが初めは、従事している職場の特性や職場環境によって起こる疾病、つまりは「職業病」という漠然とし

たレッテルを貼ることによってすまされていた。結果としてこの問題は日本の近代化の歩みに一大汚点を刻んでしまったのである

「職業病」などという単なるレッテル貼り以外にやるべきことは多い筈である。即ち、どのようにすれば予防できたのか。さらに、幸か不幸か症状が発生してしまってからは、どのように考え、どのように行動すれば、その症状の発生すらもそれ以降の人生に生かせるのか…など、本当の問題をもっと解明するべきであろう。この点で怠慢なのが、現代医学（保険診療）の実態なのである。

スポーツでもケガはありうる。だが、一流の選手ではケガをすればするほど、強くなっている。なぜか？　具体的に答えよう。足を骨折したとする。その場合当然ある期間就床する。就床の期間中その選手は上半身の訓練を病床の上で工夫しながら実施する。今までなおざりにしていた身体の

部分を鍛えるのである。同時に、足の運動が可能になるまで、病床においてて基礎を重視したイメージ・トレーニングをこころみる。やがて、骨折部が快方にむかい下半身の訓練が可能になれば、徐々にだが確実に、しかもより基本に忠実なパターンで訓練を再開する。上半身は以前よりも整備されている。したがって、一流選手ではケガをすれば、より基本に忠実なパターンが身につき、結果としてかえって強くなるのである。

堂々として前向きの立場

横道にそれるようだが、ここで大切なのは、いわば「ストレス礼賛（らいさん）」の論理であることを指摘しておきたい。

精神衛生関係の資料を読んでいると、今でも「ストレスを避けよ」というような記述をみる。この種の表現に接すると、あまのじゃくな筆者・私は「ストレスを現実に避けられますか？」などとその著者に聞きたくなる。

胃カメラ（内視鏡）が日本では非常に発達した。その結果、胃の中の病変の治癒過程を頻繁に映像記録としてとれるようになった。そこで分かったことがある。それは、いわゆるストレスが多すぎる患者と、いわゆるストレスが全くない患者とでは治癒過程が似ており、ともに治癒がおそいことである。一方、ほどほどにストレスがある患者では治癒がはやい。

この事実は貴重である。定年退職された友人で退職後の生活において、余りにもストレスが少ない場合に、筆者・私は何を心配するか？ それは、不定愁訴、自律神経失調症、老年期鬱病などの発病を心配する。何故か？ 今まで社会において活躍していた友人であればあるほど、それなりにストレスに囲まれていたのである。つまり、実態はストレスに支えられていた健康だったのである。その支えが急になくなり、しかも終始在宅だとすれば、社会にストレスを求めることはできない。というわけで、自己の体内に問題（ストレス）を見つけてバランスをとろうとする。さて、どの程度のストレスがその人、その家族にとって適度であるか？　理論的には、生育歴・教育歴・結婚の経緯・職業歴・資産状態などのほかに、遺伝も考えなくてはならない。だが、実際には面白くやれそうな、しかもかなり「危険（リスク）」を伴なう生活目標を選べばよいのである。要は自己決定なのである。自己決定に基礎をおく挑戦、そこにこそ生きがいもあり、健康の泉もわくというものだ。このような前向きの姿勢が、その職業の専門性を支え、さらに専門性を高めていく。逆に、この前向きの姿勢がない領域の人々に専門性を期待しても、それはあだ花と終わろう。

今後、我々健康に関連ある職にあるものは、「職業病」という「敵前逃亡」を暗示するような卑怯なレッテル貼りから転じて、「職業上のチャンス」到来という前向きの立場がとれるよう工夫したい。これこそ広義のリハビリテーションの基本方針なのである。

医療にも「努力逆転」の法則

肢体不自由の児童・生徒、特に脳性マヒのこどもたちは、歩行も不自由で普通の道を歩いているのを見ても、ふと「大丈夫かな？　転ばないとよいが…」などと考えてしまう。こうしたことはみなさんも多かれ少なかれ経験したことだろうと思う。

肢体不自由児教育の養護学校に関係していた時、私はこんな経験をした。ある脳性マヒ児を対象にした養護学校の玄関に、ちょっとした石の階段があった。その階段を児童は毎日上り・下りしている。しかしおよそ転ぶことはなかった。ところが、ＰＴＡの集まりの日となり、児童が母親などと一緒に登校すると、その階段で転ぶ者がわりと出るのである。養護学校職員が不思議に思い、集まりの日に玄関の木陰からその状況を観察することになった。

観察の結果は次のとおりだった。気配りの良い母親が児童と一緒に来て、児童が階段を上ろうとするその瞬間に、「転ぶんじゃないよ、危ないから！」などと声をかけている。そうすると、そういう気配りの良い母親と一緒の児童に限って、階段で転んでいるのだ。一方、声をかけられないで階段を上りはじめた児童は、いつものように何事もなく階段を上りきってゆく。

気配りの良い母親が、子供を転倒させようと思って、「転ぶんじゃないよ！」と声をかけている筈はない。しかし、現実は冷厳で、そのような声をかけられた児童に限り転倒してしまうのだ。この事実から言えることは否定や禁止の指示は逆効果だということである。

この現象は、潜在意識の心理学が説くところの「努力逆転」の法則としてまとめられている。この法則からいえば、転ばぬ先の杖は「転ぶな！」ではなく「大地を踏みしめて堂々と歩く私」とイメージすることだ。その結果、転ばなくなるのだ。

無理のない自然な指示を

ごく真面目な、しかもその仕事に慣れていないお手伝いさんが、大切な陶器を「落としてはいけない」と思いつつ扱う。結果として、陶器を落とし破損させてしまうことは「努力逆転」の法則からして自明のことである。

私はかつて非常に吃（ども）っていた、その時に、「吃らないように！」と努力していた間は、吃って困っていた。そこで、イメージを前述のように肯定的に組替えてみたら、結果として吃りが減少していった。人前で緊張して話せない人は、「人前で緊張してはいけない！」と自分に指示せず、逆に肯定的に「人前で、にっこりと周囲に会釈し、胸を張り、膝を伸ばし、足の親指に力をいれ、深く呼吸しつつ、堂々と話す私」をイメージし、やればよいのである。

この法則を医療の現場で考えてみよう。糖尿病（肥満も同じ）の管理などで、「××は食べてはいけない」という声かけ（指示）をもらうことがある。不思議なことに、「食べられない」と思うと、かえってその××を食べたくなってくる。そして、三日坊主の辛抱（努力・頑張り）を数日続け、遂にやけ食いとなってしまうのだ。糖尿病管理の難しさはこの点にある。（管理）栄養士さんや保健師さんに言われるまでもなく、禁止すべきメニュー品目はみんなの熟知事項だ。

「知っている。わかっている。だがやれない。そしてやめられない。だから、私は意志が弱い」と自分を卑下しやすいものだ。望ましくない食品を禁止した指示は逆効果を示すはずだった。「わかっちゃいるが、やれない・やめられない」のは、意志薄弱の問題ではなく、指示の組み立て方に無理があるのだ。無理のない、自然な指示には、禁止の表現は少ない。例えば、「遅刻するな！」という指示は、「五分前に着いていよう！」と肯定的に表現を直してから、自分に言い聞かせた方が実行が容易となる。そして、それを、さりげなく実践するのがコツだ。

「闘病」より「従病」の姿勢

若しあなたが慢性の病気にかかってしまったら、その病気を否定して「闘病」しないでほしい。逆にその病気を肯定して「従病（しょうびょう）」の姿勢をとることだ。この貴重な概念と名称とは故高嶋博先生が最初に唱えたものだが、ここにも「努力逆転」の法則がみごとに適合している。

多くの価値観が乱立し混乱している世の中であるだけに、どんな場面に遭遇しても、私たちはその時その時に、「努力逆転」の法則をいかして生きたい。

私も「ドモリ」だった

吃音（ドモリ）の発生率は1000人中3〜10人程度であり、男女の性比は、男性に圧倒的に多く、女性の3倍ないし5倍とみなされている。この性比から、ドモリの原因に性染色体が関与するという説も生まれているが、このほか模倣説、利き手強制変換説、一般遺伝説、気質異常説、心理的外傷説、幼児における親の態度説…と、さまざまあり、未だに確立されていない。したがって、治療法も確立せず、現場における混乱もある。そうした状況のなかで、幸か不幸か私自身がドモリを体験しているということもあって、体験に即しながら対策に重点をおいて述べるのは意味のあることと思う。

流暢さ確保に密かな努力

日米ともに、吃児の7〜8割は大学に入学する年頃になると自然治癒している。したがって、吃児には「放置すれば、治る」、よって「確立していないドモリの治療は受けない方がよい」という立場も無視できない。しかし、逆に言えば25%前後の吃児においては、成人になってもドモリ続けるのである。

ドモリの相談を受ける場合の難しさは、目の前の吃児が将来そのどちらに属するか、その予測方法が確立していないところから発している。成人期における自然治癒も多少は認められる。戦場あるいは天変地異などにおける悲惨な場面への遭遇などは、成人期のドモリの発生原因にもなるが、それを機にしてドモリが好転することもある。また、宗教に入信し熱中している間にドモリが自然治癒してしまった例もある。一方かなりの修行をつまれた僧においてドモリが継続している例もある。

自然治癒ではないが、ドモリの話し方がその人の特性となり、その特性が生かされて社会的に成功をおさめている人もいる。このような人はドモリという言語障害の相談には縁がない故、言語障害の相談を専門にしている人ほど無知であることが多い。

ここで、一次性吃（幼児吃）を除いて、ドモリの人（学童吃も含む）との面接で注意すべきことを述べておこう。面接の場において、自分のドモリを隠して会話することはかなりある。それも可能であることを熟知しておくことである。面接者としては、目の前の、ドモリの筈である患者（？）が少しもドモらずにドモリの苦しみを話しているのを見る。吃者は、ドモリをだすのが恥ずかしいから、必死に工夫してドモリをださずに会話している。頭の中では類似語彙の辞書をひきつつ、言いにくい言葉を避け、とにかく流暢な会話に仕上げているのである。例えば、「ボールペン、一本」と言いたいが、「ボ」の音が言いにくいと思ったら、とっさに「鉛筆」と妥協して発音し、さらにその直後に続けて、「失礼、ボールペンでした」と追加する。「失礼」がボールペンの「ボ」の前につけば、「ボ」を発音できるのである。

さらにこの工夫が発展すると、「随伴動作（運動）」と称せられる動きを利用して発音するようになる。すなわち、瞬き、足踏み、頭をかく、口の周囲の筋肉を歪める、舌を不自然にだす、その他さまざまな工夫がある。ドモリの領域では、「気をそらす法」と言っている。

面接時に、吃者が流暢さ確保のために工夫・努力していることを「見逃し」て対応していると、その相談は空振りに終りやすい。吃者はこの「見逃し」には実に厳しいからである。このレベルの深さで面接を終り、相互に信頼できるようになっていれば、次回からの面接では、より問題点が明確となり、対策を講じやすくなる。残念なことには、このレベルにおける面接が実践されていることは少ない。

ここにもリバウンド現象

では吃者に対してどのような対策をとるか。初診の予約に際し、今までの経過・工夫・専門家のアドバイス・どのような時にもっとも困るか・その他を便箋・レポート用紙などに書いて来てもらうとよい。研究などに生かす場合は別として、一定の形式を示す必要はない。自由記述の方がむしろよいようである。

非流暢さへの恐怖などが極端に強い場合には、精神科医師の意見も聴取する必要がある。この場合にもその医師がドモリについて勉強していることとが望ましい。短期に抗不安剤・抗うつ剤・精神安定剤・その他を処方することもある。この場合には処方量をどのように減量すべきかも事前に相談しておくとよい。薬剤依存の発生をさける意味でも必要である。

初期の面接にあたっては、提出された記録（便箋、レポート用紙）を参照しながら、深めて行く。面接の回数を重ねるに従い、ドモリの症状よりもその人の趣味・長所・生きがいの発見に注意を集中するのがよい。「ドモリをもちながらでも」達成できる人生設計などへ話題が転じていくことが望ましい。

不思議なことに、このように「ドモリをもちながらでも」と吃者自身から自律的に考えるようになると、ドモリが軽くなるのである。ただし、ドモリが軽くなるからと言って、ドモリを軽くする目的で、「ドモリをもちながらでも」達成できる人生設計を他律的に考えさせたのでは駄目なのである。このあたりの短絡的誤解は避けたい。

吃児の場合でも吃児が徹底して遊べばドモリが軽くもなろう。だが、ドモリを軽くするために遊戯療法をさせても効果は疑問である。我々は原因と結果とを逆にする短絡的誤解には敏感でありたい。

成人吃の場合に、「死んでもよいからこのドモリを治したい」と熱心に繰り返し相談に来る場合がある。このような人の場合、系統的脱感作療法、行動療法、深層面接法、あるいは催眠療法などが奏功し、比較的短期間で流暢に話せるようになることもある。しかし、こんどは「流暢に話せることの不安」が湧き上がり、再びドモって安定・安心することもある。そしてご本人が皮肉にも、「再びドモってから安心できた」という感想をもらすのである。

この現象は、肥満者が痩身希望をきわめて短期間に満たしても、そのほとんどが数ヶ月でリバウンドする現象と少なくても表面的には似ている。長年にわたった生活（言語・体重・運動・視線・対人など）のパターンを変容しようとするときには、極めて慎重に時間をかけて計画・実践する必要があることを意味する。

吃音矯正は対人恐怖症や視線恐怖症でもそうだが、短期的にみれば努力して改善されたように思えても、長期的には逆戻りしている事例が多い。むしろ欠点の矯正よりも、欠点との共生というか、従病（しょうびょう）という立場をとった場合のほうが、長期的な予後はよいのである。

そのうえで吃音対策は、「吃者のもつ優れた素質をどのように生かすか」にあると筆者は考えている。これが理解されれば、その予後はすばらしい。

私は免許・資格マニアでもあった

私は別表のように医師と歯科医師のダブルライセンスをはじめ33種類前後の免許をとった。「たんなる収集癖ですよ」というようなことを人には言ってきたが、その底をながれていたのは自分が「ドモリ」であったということだった。

私にとってドモリ（吃音）の影響は自分の想像以上であった。だから免許・資格に依存して生きていこうと思い、多種類の免許をと

私がとった主なライセンス

医師免許／歯科医師免許／医学博士／温泉療法医（日本温泉気候物理医学会）／東洋医学専門医（日本東洋医学会）／耳鼻咽喉科専門医（日本耳鼻咽喉科学会）／プライマリケア専門医（日本プライマリケア医学会）／リハビリテーション認定臨床医（日本リハビリテーション医学会）／健康スポーツ医（日本医師会）／健康測定医（厚生労働省・THP）／中学校・高等学校教員免許（数学、物理、化学、地学、生物、保健）／自動車運転免許（普通、大二、大自二、大特二、けん引二）／小型船舶操縦士（１級）／自家用飛行機操縦免許（単発・陸上）／射撃指導員適任証／銃剣術指導員適任証（銃剣術初段）／16ミリ映写機操作講習会修了証／剣道四段／健康運動指導士／余暇生活開発士／健康生きがいづくりアドバイザー

りはじめ、ついにそれが免許収集癖となってしまったようである。

今にして思えば自分でも不思議なくらい、歯科医師の父の「ドモリであっても歯科医師の免許があれば生涯生活に困らない」の一言（ひとこと）の影響が深刻であったことである。ドモリの人、特にドモっていたころの私は、自分のことを説明するのが面倒なのであり、苦手なのである。つまり、シャイなのであろう。それで自己を説明するのが容易なように免許をとってしまったのだ。

歯科・医科の道に進む以上、対人関係が仕事の基本であり、医療技術はその基本の上のことである。患者さんとできるだけ似た体験をしておけば話が合い、会話の基礎を築きやすい。例えば、大型トレーラー車の運転をしている患者さんとは、大型トレーラー車の後進（車庫入れ）の難しさを話題にすればすぐ打ち解けられるのである。

後輩指導を実地で学べる

免許を目標にして勉強すると、どうしても学ぶべき課目が増加する。例えば、自動車の運転免許を目標にすれば、直接的に必要な運転技術として、ハンドル・ブレーキ・アクセルなどの操作とその熟練とが必要である。だがその他に間接的に必要な課目として構造・法規・信号の確認などを学ばねば合格できない。何故ここまでの制限・制約が必要か？　ここでいろいろな状況をイメージすることができる。

さらに、自動車・船舶・航空機における出発前点検項目を比較して、それらの異同を考えると、「なるほど」と思うことが多い。自動車・船舶のエンジン停止と航空機のエンジン停止とでは意味が違う。航空機では不時着・失速・墜落などがきわめて短時間に迫ってくる。ここでもいろいろな状況がイメージできる。そして、これがエンジン・燃料の点検と整備が航空機では厳しい理由であると納得できる。

しかも、オマケがある。それは適時に公の試験官が試してくれることである。受験に際して自分の準備した「あがり対策」が実際にはどれくらい有効であったか？　事実、私は小型船舶操縦士（1級）の実技試験の項目・「落水者の救助」の訓練であがってしまった。教官から教わったとおり舵輪（だりん）を操作しているつもりでも、試験艇はあらぬ方向に進んでしまう。そして教官には頭ごしに怒鳴られる。実習生は大声で返事をしなければならない。実習生である私は大声で返事をするが、ますますあがる。あがるから操作がますますおかしくなる。ここで悪循環の見本が形成されてくる。

この場合では、あがり対策の不備の反省もさることながら、教官はどのように（やさしく）指導すれば良いのかが体験できる。すなわち、自分が後輩を指導するときのありかたを実地に教えていただけたのだ。その教官に対する感謝の念はそれ以降も続いている。

以上のような次第で、未知の免許・資格を目標にして学ぶことで、自分が他人様（ひとさま）に教えるときのありかたが学べる。

資格にしろ、学習項目にしろ、これらは、アドバイザーを志す人の目的、素質、環境などにより選択さるべきなのだが、確実に言えることは、一見弱そうに見えてもよいから、病気（激烈なストレス）に対する抵抗力・対応力を養っておこうということだ。「柳に雪折れなし」をイメージして自己研修に励めば、諸方面において得るところ大であろう。すなわち、心身ともに柔軟であることが、激動の世を、生きがいをもって、楽しく過ごす大道なのである。

自殺急増への緊急提言

日本の自殺者は年間3万人と、交通事故死の3倍を超える。なかでも中高年男性の自殺、つまりは過労死や病苦、老後の不安などによる自殺が急増している。そうした人たちはリストラなどの環境の激変にさらされ、しかも厄介なことに彼らは精神科の受診を躊躇する世代でもある。

これがたとえば鉄道自殺となると、発生させた列車運行上の損害に関し、遺族にも損害賠償の請求がいくことがあるという。遺族にとっては、働き手を失って困惑しているところに、さらに損害賠償の請求がくる訳である。一家離散という結末にもなりかねない。

一方で、若者の間には「ネット心中」などが急増してもいる。新手の心中ととらえるだけでは解決しない。「独りで死ぬのは寂しい」との彼らの異口同音のコトバは自殺にしか自己実現の道を見出せない未熟な自我のかなしい結末だ。こうした社会の激変にともなう様々な自殺に対してわれわれに出来ることは、一体なんであろうか。以下列記してみる。

だれかに打ち明けている

その１　結婚して家庭をもっている人に比べて、未婚の人、離婚した人、配偶者と死別した人ではその自殺率は3倍以上に高くなる。この事実から、これらの条件にあてはまる人々へのサポートが必要という推理がなりたつ。

問題はこの支援の仕方である。まさか、自殺確率高度者ときめつけて支援する訳にはいかないからである。だからそういう人と接したときに、さりげなく肯定的な話題で会話するということが安全な範囲となろう。肯定的な話題の種とするには、案外工夫がいる。端的に明るい話題をみつけるには、話相手の長所、それもご本人が気づいていない長所を発掘し、あまりオーバーにならないようにその人の今までを褒めることであろう。

その2　「自殺」をほのめかしたり、実際にはっきりと口にした場合の対策である「死ぬ、死ぬ」と言う人は本当に死なないと広く信じられている。しかし、この常識は廃棄すべきである。この常識がはびこっていると、「死ぬ」を口にしている人に会っても、プライバシー尊重の原則に妨げられて、援助機関への連絡をためらってしまうのである。

最近のデータでは、自殺した人の大多数は、最期の行動を起こす前に「自殺したい」と誰かに打ち明けている。その時は救いを求める叫びをそのままに聞き、そのままに受容し、徹底的に聞き役にまわることに対策は尽きよう。激励は禁物であり、話をそらすことも不可。批判など最悪である。「命の電話」、その他さまざまな支援機関へ連絡をとることも、聞き役にまわった以上、その人の義務である。

その3　自殺未遂を放置せず、直ちに専門医（精神科・神経科・心療内科・その他）に連絡をとることである。自殺未遂に追い込まれるほどの危機的な状態が一度限りで終われば幸いだが、繰り返し襲ってくる傾向がある点に注意を払う必要があろう。

「リスカ」という異常行為などは案外見逃されているが、若い人々には多いのである。リスト（手首）をカット（切る）する行為である。常習者の場合、左手（右利きの人では）の腕時計をはめる位置から肘にかけて、浅い切り傷を見ることができる。時に包帯などで傷口を隠していることもある。手首から流れ出る自己の血液をながめているのである。これは死のためではなく、切っているときこそ自分は生きているということを実感できるのだ。こうした人たちには先述の「命の電話」も有効であろう。ある種の薬を数錠余分に飲むことなどもある。それ自体では死にいたらない自傷行為でも、長期的には既遂自殺につながる危険度は高い。

その4　うつ病にともなう身体症状は多種多彩である。ここでそれを列挙しきれるものではない。専門家に任せるべき分野である。男性も女性同様50歳前後には「更年期うつ病」になりやすい。問題なのは軽症でも「死にたい」という症状が80％の人にあるというのが現実だ。

何より大切な人々の努力

ところで生態学という、動物などの生き様を研究している学問がある。

私事だが、米国留学中にテーマ（言語障害）以外の課目も学ぶ必要があった。それで、生態学の教科書を購入した。読むに従って生態学は生物学の一分野であり、医学の基礎ともなることを知った。その記述によれば、動物の一定単位面積内における生存密度の影響は、予想以上に大きいというのである。例えばそれは、どういうことかと言うと、日本の生存密度は異常に高い。終戦後、海外に雄飛していた在外邦人をすべてこの狭小な日本本土に押し込んだのである。このことが、長期に考えると、現在の異常な社会現象を発生させた原因の一つとなっている。基礎になる生態学の研究は動物によるものであり、人間にどこまで適用してよいかは当然不明ではあるものの、至適生存密度を考慮しつつ人口問題を考える必要があるのではないかと思うが、いかがであろうか。

以上いろいろ述べてきたが、緊急に自殺者の予防に力を尽くさねばならない。適切な薬物療法、心理療法、周囲の人々とのきずな回復の三点を提言する人が多い。いずれにせよ多くの人々との協力が絶対に欠かせないのは明らかだ。行政当局はじめ、精神・神経科医師、臨床心理研究者、識者各位のご意見を聞きたいところである。

「命のリレー」を支援

今私が取り組んでいる問題を読者諸賢に紹介したいと思う。それは薬物依存をめぐってである。

街頭や出版物で、麻薬や覚醒剤の使用禁止を訴えるスローガンの中心的な言葉はきまって「ダメ、絶対！」であることはみなさんもお気づきであろう。

確かに、それらの薬剤を水際・空際で輸入を防ぐことは大切である。また、手もとに渡った危険な薬剤を使い始めない、使い始めさせないことも大切である。しかし、現実にはそれらを使い始めてしまった人がいるのだ。ましてや遺伝的依存症的素質のある人にとっては大変だ。そのかなりの人たちの中には刑を宣告され服役中の人もいる。その人たちは刑務所などを出所する時に、薬との断絶を誓っている。さらに家族も、知人、友人、関係する周囲の人たちもその断絶を強く期待している。だが、その期待の大半は裏切られてしまうのである。つまり再発・再犯の率がとても高いのだ。

そんな時、私は本書の93頁でも触れた「努力逆転」の法則を思ったりする。一口で言えば、「マイナスのこと（悪い習慣・癖）を止めようとするほど、実際にはそのマイナスのことが継続・実現されてしまう」ということである。これは医療の実効性を高めるうえで、とても大切なことであろう。だが、薬物依存症の人にとってはこれだけで果たして十分なのか。そんなことも自問自答しながら筆を進めていきたい。

「ダメ」だけでは足りない

麻薬や覚醒剤による依存症者を、俗に「薬（やく）」または「薬中（やくちゅう）」と略称するが、薬の中毒と薬の依存は、厳密に言うと違うが、ここでは同じとしておく。この「薬」の人たちが、刑務所や病院の中にいる間、再犯防止の教育（矯正指導）が国によって行われている。確かに熱心に行われてはいるのだが、残念ながら「薬」の再犯率は前述のように高い。数字で表現すると、50％以上と推定されている。つまり、現在行われている矯正指導では不十分という、残念な結果がでている。だからこそ「ダメ、絶対！」と言うのだろうが、現行の矯正指導では再犯の予防には不十分なことも事実である。

では、どうすればよいのか？　何を追加すればよいのか？　もしくは、何がやり過ぎなのか？　世界各国でもこれらの問題で苦労している。諸外国当局の苦心のあとを調べ、効果のあがっている矯正指導があれば、それを遠慮なく輸入すべきである。これは当然必要な行政の仕事である。

以上述べた諸外国当局の苦心のあとを東京・上野にあるNPO法人アパリ（APARI—Asia-Pacific Addiction Research Institute—アジア太平洋地域病的依存症研究所、FAX＝03‐5830‐1791）が調査している。そこの研究資料であるFellowship Newsという機関誌から関係情報を抜粋して紹介しよう。（陰の声＝アディクションとは「薬などへの病的依存」といった意味）

アパリ事務局長の尾田真言（おだまこと）氏は、最近中央共同募金会からの海外研修費を使って、薬物依存症問題に対し、司法の立場からどのように回復を支援しているのか。これらの新しい制度を研究して帰国した。

膨大な資料の中から、特に効果があがっていると言われているアメリカのドラッグ・コート（「薬」の法廷）という制度を選んで述べている。

この制度では、ひとりの裁判官が、ひとりの被告のプログラム（行刑）の開始から修了まで、継続して見続ける。ちょうど日本でいう保護監察官のような業務を、裁判官自らが担当するのである。誤解のないように追加するが、このドラッグ・コートという制度は「あなたはリハビリ施設に行きますか？　それとも刑務所に行きますか？」という丸投げしてすます制度ではない。一人ひとりの被告を通常の刑事司法の手続きにのせるのではなく、特別に設定されている薬物依存から回復させるための治療的な手続きにのせて、その経過を裁判官が法廷で見守っている。

見守る期間はそのプログラムの修了まで、しかもひとりの裁判官が月に一回以上、最初のうちは月に2～3回も、被告を裁判所に出頭させて、プログラム実施の全体を集中的に監督（チェック）する。しかもプログラム修了者に対しては、公訴棄却（こうそききゃく）等により裁判を終結させる。

つまり、国は起訴はしたが、判決の言い渡しはしないので、「前科」にもならないで当該者は社会に出てこられる。文字通りの「リハビリ」だ。途中のチェックは以下の合理的な3項目だ。①決められた日に出頭すること、②ダルク（後述）のような広義の自助グループにちゃんと出席していること、③薬を使っていないこと（尿検査による判定）。

さらに、民間の知恵を活かせるように、裁判所は、さまざまなトリートメント・プロバイダーという、プログラムを提供できる外部のグループと契約している。このトリートメント・プロバイダーというのは、必ずしも薬物依存のリハビリ施設用だけではない。もっと幅が広い。したがって一人ひとりの被告にもっとも相応しい外部のグループを選定し対応させることができる。しかも、どこの施設に行っても、必ずリカバード・カウンセラーという薬物依存から回復したカウンセラーがおり、先輩だからこそできる実に有効な支援をしている。

さて、そのドラッグ・コートの効果だが、これがすばらしい。プログラムを修了し、「前科」とならずに公訴棄却となった人の再犯率は低く、わずか6％なのだ。日本の再犯率が50％以上であることを考えると、人間（人権）を大事にしていることがよくわかる。日本の社会では、いわゆる「社会的差別殺人」が今も続行しており、残念でならない。

アパリの副理事長で、弁護士会から人権賞などを受賞している近藤恒夫氏も、「リカバード・カウンセラー」であり、視野の広い包容力の大きい人である。この近藤恒夫氏と心あるキリスト教の方々が「ダルク」（Drug Addiction Rehabilitation Center、アパリと相互に協力している民間の広義の自助グループ）をかねてから育ててきていた。つまり、ダルクは、公の支援にほとんど頼らず、再犯率の低いリハビリ施設を日本各地に発展させ続けてきている。事実、公の施設より、ダルクの研修を済ませた人々の再犯率は低いのだ。

近藤恒夫氏は熱心に語る。現在日本中の刑務所は、外国人犯罪の急増で超満員であり、そのために受刑者および刑務官までもイライラしており、無用なトラブルが内部で発生している。刑務所の新設などは短期間ではできない。とすれば、前述のドラッグ・コートなどの制度を発足させ、麻薬、覚醒剤、有機溶剤、アルコール、その他薬物依存症者のリハビリをより効率的にすれば、刑務所にも余裕が生まれる。一石二鳥なのだ。今後の日本における生産人口の長期減少傾向から考えても、潜在的に有為な依存症者の社会復帰はこれからの日本の為に極めて大切である。

自力回復ままならぬ難病

最後に、繰り返しになるが、はっきりと文章にしておきたい。それは「薬物依存症は、自分の力だけでは回復のままならない難病である」ということだ。難病であり、原因として遺伝・家族環境・大脳生理学的な障害など、さまざまなことが研究されているが、いまだに芳しい結果は出ていない。ただわかっているのは、『死に至る進行性の病』であるという冷厳な事実だ。したがって一度でも使ったら『人間やめますか？』という感覚で『ダメ、絶対！』というスローガンが流通するのである。さらに、だからこそ、アメリカのドラッグ・コートのような「薬物事犯者に必要なのは治療（支援）と回復（養生）だ」という考え方が、日本では育たなかったのである。

でも、でも、でも、と私は繰り返したい。くどいようだが、最後まで読んでほしい。数行前に、「自分の力だけでは」とあったが、鍵はそこにあったのだ。「リカバード・カウンセラー」の組織である自助グループの力を借りれば『非進行性の病』になるまでは支援できることがわかってきた。あとは重複するいろいろな内科的な病などを養生して暮らせば、天寿をまっとうできることもわかってきた。つまり「薬物依存症は、自助グループの力をかりれば死に至らない病である」と言えるようになりつつある。

このことを現在、少しずつ理解しはじめた司法、医療、行政関係の人たちがアパリやダルクの活動をサポートし始めている。しかし、その力はまだまだ弱い。

アパリやダルクでは、現在の日本に、「自分が助かったから、次にやってくる新しい仲間を手助けしよう」という『命のリレー』を「リカバード・カウンセラー」の人たちは育てようとしている。でも、幼い頃の家族からのひどい虐待などによる心の傷を抱え、そのために発症したらしい自分自身の依存症の治療も完全には終わらないまま、仲間の手助けに奔走し、仲間と共倒れになってしまう「リカバード・カウンセラー」やボランティア・スタッフの人たちがいかに多いことか。依存症の再発のために事故死・自殺していく仲間たちのいかに多いことか。ただただ胸が痛む。

今でも、「薬物依存症は、自分だけでは回復のままならない難病である」ことを完全には否定できない。しかし、自助グループによる『命のリレー』は日本に芽生え始めたのである。

もしお時間がありましたら、アパリなどの前記の番号に一行でもよいからＦＡＸしてください。読者のお気持ちはかれらを支え、再発を防ぎ事故死・自殺を減少させてくれます。

第六章

医療の限界と未来

正規医療の限界をめぐって

「病気でないから健康である」という概念はすでに否定されつつある。時代は「一病息災」から「多病息災」へと変わりつつある。何故か？　私見では、長寿にはなったものの、「元気でコロリ」と死ねないからである。その証拠として、全国のポックリ寺は大繁盛である。こうした時代の中で医療の現状を素描してみよう。

医療不信や疑惑件数増加

まずガン対策では、遺伝子（ゲノム）解析や遺伝子工学の研究・開発などが目立つ。政府もマスコミもＰＲしているが、その実効があらわれるまではかなりの時間がかかろう。何故か？　医学・医療の領域では、「診断学は治療学に先行」するからである。ゲノム解析による診断学は確かに進むであろう。それも近未来において。だが、治療学はどうか…。

診断学だけが進んでどうなるか？　診断名の数が増え、病名の数が増えるのである。だが、治療方法は未解決。よって、治らない病気の種類が増えるという結果になりかねない。診断の遥か後から治療方法が発見される。これが現実の医学の進歩なのである。「治療法がない病気」であると診断される患者、すなわち難病患者のことを思うとたまらないのである。

それから、生活習慣病対策では、予防を重視した「健康日本21」という政策を政府は唱えている。早期発見でも遅いので、いよいよ予防対策となったのである。だが、予防のために健康保険制度を国民が使うことは引き続き禁止されたままである。

毎年のように発生する春のアレルギー症候群（花粉症）に対し、症状の出る少し以前に対応する漢方薬を予防のため処方すると有効なのである。だが、このことも保険では禁止されている。何故か？　狭義の医療費、それも健康保険の支払いが増加するからである。広義の医療費という立場では予防投薬の方がずっと安くつく。

一方で、自殺（うつ病）・交通事故などの被害は増加しつつあり、さらに薬物依存（アルコール・シンナー・覚せい剤・麻薬）・家庭内暴力・女性喫煙人口の増加などという暗い現象も気にかかる。

医療機関への不信・医療そのものへの疑惑（訴訟）などの件数増加もある。呑気（のんき）に考えていてはならない問題なのである。弁護士の人口が今後急増するなかで、医療訴訟のさらなる増加が予測される。その結果「防衛医療」という診療姿勢が医療機関に浸透する。つまり、裁判に負けない為の医療が行われ、患者不在の医療となるおそれがある。

以上述べた諸現象の背景には、「正規医療の限界」という問題がある。正規とは代替（だいたい）・相補・民間という言葉に対する対語である。実は、正規医療といっても内容は保険医療なのである。保険医療への医師・医師会の不満も大きいが、保険医療の傘のもとで医療機関が安眠をむさぼっていたのも事実である。

何故、安眠なのか？　患者の訴えにたいして、保険診療の規定の通り診療していれば、実際に患者が治っても、治らなくても、保険による支払いは確実だからである。

保険によらない自由診療の時と、保険診療の時と、医師も患者もその診療にかかる熱意が違う。精神身体医学の教えるところによれば、この熱意の違いこそ、治癒に大きく影響するという。熱意なく、保険医としてマニュアル通りに処方し、しかも医療機関の経営が安定していれば、この安心（怠惰）のために保険医療は次第に崩壊していく。例外的に熱意のある保険医師の方々の努力により、保険医療は今のところ崩壊しないで持ちこたえている。

「家庭健康法」という立場

このようなわけがあるので、正規医療の限界といったのである。これに対して「家庭健康法」という立場では、その家庭の構成員にとってさえよければ、どの方法を、どのように使っても良いのである。正規の医療から見放された症例ではこのようなことが多い。そこでは、医療に正規・代替・相補・民間といった形容詞は無用なのである。「一番効く方法か、否か？」だけが問題なのである。それを判断するのは患者自身であり、家族である。

この根本を忘れ、一部の学者・研究者が発言し行動している。苦々しいことである。医師・歯科医師などの免許所持者（筆者を含む）は自己の不勉強・さらに無力の結果、患者のニーズに十分こたえられず、これらの免許を所持しない方々の業（ぎょう）のお世話になっている。このことを申訳なく思うのである。

こんな事があった。某短期大学において、介護の実習指導と、美容の実習指導を比較する機会をもった。ここで見たものは予想に反して、美容の実習指導の方が断然優れており、無駄なく、受講者の興味を喚起しており、しかも緊張感あふれるものであった。介護は医療ではないと厚生労働省は規定するが、医療関係組織（病院）の事故多発を奇妙に納得させられたものである。

家庭健康法として正規の医療はますます無力となりつつある。事実として、医師の処方した薬のかなりの部分は不信の目によって患者・家族によ り調べられ、廃棄されているように、無力となりつつある。日本の健康に関するこうした窮状を救う方法の一つは、信頼できる家庭健康法を普及することである。

「脚下照顧」の教え

混迷を深める現代社会の中で右往左往しているだけでは収拾がつかない。そんな時、先人の英知が羅針盤となる。今回はその一つである「脚下照顧（きゃっかしょうこ）」をとり上げる。

評価の逆輸入という現実

日本は東洋の中では西欧文化・西欧文明に大きく影響されている国の一つである。敗戦後、日本人が自信を喪失していたころ、占領軍とともに怒涛のごとく押し寄せてきた西欧事物から受けた影響は大きい。

ここで私の領域に関して言いたいことは、ストレッチ体操にしろ、インナーゲームの考え方にしろ、欧米の研究者は東洋（日本を含む）の運動法あるいは健康法を学び、消化し、体系化・理論化してその基礎を構築している。これらは私達がぼやぼやして足元を見ないでいた期間に起きたことである。

考えてみれば高性能アンテナ（八木）、カメラ（キヤノンやニコン）、バイク（ホンダ）なども外国でその性能が確認・公表されてから、やっと日本で認められるようになっている。これらは実に千年来、禅家が標榜してきたのとは全く反対の「脚下不照顧」の期間に起きている。そして評価が逆輸入されていたのが現実なのだ。戦後私たちは日本の伝統に学ぶより、外国に学んだほうが速いし容易であった。この経験の影響が私たちの心に深くしみ込んでいる。

いぶし銀のような健康法

健康増進の学問および運用についても、日本や東洋よりも、欧米のそれを学びたがる。もう少し脚下照顧して東洋の健康法（呼吸・栄養・休養を含む）などに科学の目を向けるべきであろう。

西欧の第一級の自然科学者が科学に行き詰まり、日本の禅的発想、中国の老荘思想などに関心をもちはじめている。私たちが油断している間に、保険医療の領域以外の医療（東洋医学・代替医療・民間医療を含む）に潜むいぶし銀のような智慧を外国の研究者が吸い取る可能性がある。後刻、それらが外国で認められてから、日本で再認識することになるのかも……。だが、これでは寂しい。

禅にしろ、ヨガ（ヨーガともいう、呼吸法を含む）にしろ、東洋の英知である。それらが外国人によって学ばれ、外国で認められると、おもむろに日本で認める。自分で考え、自分で評価することにおける自信の無さ――。

たとえばユダヤ民族は他人と同じことをするのを嫌う。日本民族は良いと判ると皆で集中豪雨型に同じことを始める。店舗展開にもその傾向が出ている。その結果「共倒れ」になることも多いと聞く。「我が道を行く」というより「他人となるべく同じ道を行く」という傾向にある。絶対評価より、比較に基礎をおく相対評価が上手な国民なのであろう。つまり模倣はうまいのだが、自己表現は苦手なのだ。

自国の良さを堂々と見直す

新世紀に入ったいま、私たちはもっと自国の良さを正しく見直し、整理し、体系化・理論化し、さらに自らそれを厳しく研究し、成果を世界に発信したい。日本ならば東洋の事物にも西洋の事物にもアレルギーが少ない故、全世界の研究者との交流も容易であろう。

禅家が教えてきた「脚下照顧」がいまや緊急事なのだ。日本人の長寿・心臓疾患の少なさ・その他の長所を総合的に解明し、その結果を今後の生活設計に生かす。この極めて当然な事を地道におこなうことが必要である。特に食生活を重視して考えるべきであると思う。食生活を考慮しない運動の奨励は危険・無謀である。まさに「脚下照顧」せよ、である。

ちなみに、スポーツ、特に低学年における選手生活の実情は残酷である。根性主義が未だ残っている。その無理な訓練の後遺症は生涯つづくことを指導者は思うべきであろう。

今こそピンチをチャンスに！

おもえば、第1年目の私の年頭挨拶の内容は①予測できない状況に突入したときには「居直る」ことが必要である。②最悪の事態を予想し「先手」を打つことである。③最後に「感謝」の重要性ということ、の三点であった。ところで、米国の多発テロの大事件以降、まさに激動の新世紀となった。世界は西も東も騒然としている。こうなってしまったら、ジタバタせずにまさに「居直る」べきであろう。そして、生活を大胆に簡素化していく楽しさを味わうべき時である。それも、常識の幅の中でやっていては面白くない。まさに、文字通り大胆に冒険的に整理・単純化すると、そこにはスリルも快感も生まれよう。

現在の日本の社会（世間）に、「赤信号皆で渡れば、怖くない」式の空気がある。そんな時こそ、日本の再復興に、各個人が、それぞれ人と違うことを、ユダヤ民族のごとく独創しつつ遂行するべきである。それには、まず日常生活のパターンを一歩一歩変えていくことだ。私も「ピンチをチャンスに」と心得つつ、「居直り」・「先手」・「感謝」の三位一体で、日常生活から楽しく工夫していきたいと思う。その一助にでもなればと、日本の医療の歩みを駆け足で鳥瞰してみたい。

長寿の高齢社会を獲得

現在の日本社会は長寿・高齢社会である。つまり、大きな流れとしては「勝ち戦さ」だった。

戦後まもなく朝鮮戦争が起こった。日本は米軍・国連軍の軍事基地となった。軍事基地になったことで産業の立ち直りが促進され、急速に復興していった。

さらに、公職追放は老害を根絶し、食料不足は国民一般を痩身にして糖尿病などの贅沢病を未然に防いでいた。化学肥料・農薬の開発・増産は人糞肥料を追放し、害虫・寄生虫による訴えを激減させた。日本独自の酒・醤油・味噌などの醸造技術は抗生物質の基礎的研究地盤となり、活用され、結果として抗生物質生産における先進国となった。また、その臨床応用も急速に普及し、細菌性感染症の激減となった。

その他、副腎皮質ホルモン・ステロイド、血圧降下剤、抗ガン剤、鎮吐剤（吐き気を鎮める薬）、インターフェロンなども開発された。戦前から遺伝学において優れていた日本なので、戦後の遺伝子医工学はさらに進歩した。

戦時中の距離計・潜望鏡などの光学器械の開発は、光ファイバーによる内視鏡（胃カメラなど）の成功となった。潜水艦探知の超音波計測は、人体に応用され超音波検査、別名エコー検査となり内臓の無痛検査を可能にした。また、電波の世界でも終戦後、軍の科学研究所の研究者は民間の生産会社に吸収され、X線装置などの改良に貢献し、コンピュータによるCT（断層X線撮影装置）の開発に従事した。国が富み、生活関連物資（電気冷蔵庫・電気洗濯機・耕運機などを含む）が潤沢となり、健康保険制度が徹底し、老人保健費が低減化し、食料・食品の種類も豊富になった。その結果、今日の長寿・高齢化社会が生まれた。

「勝ち戦さ」に深刻な反動

ところがである。それまでの「勝ち戦さ」に深刻な反動現象が起こってきた。戦後日本のとった諸政策において、当時は成功・大成功と思われていたことが、今日から見るとそれらが禍根となってしまっていることが案外にあるのだ。それを点描してみよう。

まず、飢餓感からの解放は昭和30年代に終ったといえよう。しかし、その後遺症は飽食を求めることとなり、一方ごく真面目な人では「もったいない」と言って食事を無理してでも残さずきれいに食べてしまう習慣を残した。これは糖尿病誘因の最大なものとなっている。細菌感染症の予防に貢献した身体（手を含む）の清潔保持、有害寄生虫の撲滅などもゆきすぎた傾向をまねいてきた。その結果の一つとして日本人の身体に寄生虫があまりにもいなくなったので、ある種類の疾患、例えばアトピー性皮膚炎などが目立つようになったと警告する学者もいる。

抗生物質・抗菌薬の発達・普及は健康保険制度により支援され、今や日本は世界に冠たるそれら薬剤の利用国となった。そのためもあり、抗菌薬に抵抗する細菌（カビを含む）を生み出してしまった。そして医療機関における「薬漬け」および医原病（医療によってつくられた病気）の発生などを見た。

成人病という、これまでは考えられなかった病気に人々は振り回されるようにもなった。この病気には自覚症状が少なく、末期までは他覚症状がほとんどである。つまり検査しないと分からない病気である。しかし成人病の根本的原因は生活習慣にあることが判ってきている。ところが、それら成人病患者の泣き所は意思と実行とのズレである。その結果、怪しげな健康食品・非合理的な健康法などに魅力を感じ、それがまた新たな問題を引き起こしていった。

死は必ず訪れるもの

今後急速に進歩する医療の領域の一つは、遺伝子工学（エイズを含む）の分野であろう。この分野の進歩がガンの治療に貢献することは大であり、その他の難病の解決にも希望を与える。この場合、治る病気と診断された人には朗報であろうが、一方治らぬ病気と診断される人もでるわけである。この人のことを忘れてはならない。難病の有無にかかわらず、好むと好まざるとにかかわらず、死は必ず訪れる。科学の進歩により死の予測が正確になればなるほど、難病による死の宣告と状況は酷似してくる。当然不安が発生しよう。この不安は物質科学ではどうにもならない。どうしても、心への回帰となる。くわしくは、いずれ稿を改めて考えてみたいと思っているが、とりあえずは先に述べた「居直る」「先手」「感謝」の重要性を想い返しておきたい。病気・障害・死亡すら感謝できる心の準備があれば、それに呼応して人体の免疫系（防衛生存システム）は作動するのである。

人間信頼の美しい花を！

あちらで「ドクハラ」、こちらで「わがまま患者」。その距離をゼロにして医療がスムーズにいくようにとの願いをこめて、今回のテーマに入る。

病室にズカズカ入る職員

ホテルの部屋にノックせずに入る人は余りいないだろう。だが、病院の病室に、ノックせずズカズカと入る職員は結構いる。某大学病院において教授回診の時には、教授自身が誠に無礼な行為をしていた。彼の医局で育った医師は、無礼さも学んで社会に出てゆく。大名行列回診の弊害である。

職員といえども、緊急時を除き、病室への出入りにはそれ相当な礼儀をわきまえるべきである。そのエチケットも個室と大部屋とでは異なる。

たとえば、患者の名前を大声、または拡声器で呼んでよいものか？　病気にかかわることは、その個人にとって最大の秘密であろう。泌尿器科の順番待ちで、氏名を正確に、繰り返し、呼んでよいものか？　少し考えればわかることである。では、どうするか？　余程工夫しないと、対策は経費増で拒否されてしまいそうである。

それから、受付の笑顔は七難隠すものである。受付の応対で、その医療施設への信用のかなりの部分は定まってしまう。信用のない医療施設では、すべてが疑いの目でみられる。信用のない医療機関では医療訴訟の頻度は当然高くなり、事件の影響もあって、倒産する。ここで味合うべき言葉をひとつ。「名医は誤診しても名医である」。

家族・親族の意見も難物

一方で、患者はその症状だけでなく、そのほかに「わがままと言う症状」を持っている。このわがままをどこまで受け入れる（受容する）かが基本となる。言って判らなければ、釈迦のように「嘘も方便」と割り切り、だましてでも、診療行為を進めるのか？　あるいは、判るまで待って、「手遅れ」を患者のせいにするのか？

患者本人以外の家族・親族の意見という難物もある。軽度の痴呆症の場合はさらに難しい。今後は弁護士の積極介入も増加する。マスコミも不勉強なまま売れるように面白く報道するので、時々問題解決への流れを逆行させる。

要するに、現代医療は、「防衛医療」となりつつある。すなわち、裁判で医師側が負けないように、工夫されたりして、医原性疾患による弊害は増加する。

人権と公共福祉との調和

こう書いてくると、本来、医師と患者との接し方のまえに、「人」との接し方があるということがわかってくる。最近、電算機、ゲーム、インターネットなどの電子機器の普及がすさまじい。その結果、それらの機器との関係は上手になっても、目の前の「人」との関係を構築することに下手な人がふえてきている。「関係障害」とでも言うべきかもしれない。

満員電車の奥から、出口までを黙ったまま強引に出ようとする人が多い。一声、「降ります！」と声をかければ本人も楽にでられるのだが…礼儀というべきか、否、それ以前である。

実は、病人とは言えないが、この「関係」で悩んでいる人が増えており、この基礎に鬱（うつ）病がある場合が多い。鬱病の治療が必要だとしても、患者が精神科、神経科、心療内科などの受診を拒む場合が、これまた多い。しかし、精神病質者の人権が過度に尊重されている日本国憲法のもとでは、合法的なのである。

個人の人権と公共の福祉との調和の見直しが必要になりつつある。さもないと加害者の人権は守られても、被害者の人権は守られないことが増加する。

笑顔と挨拶との重要さはいつの世でも変わらない。しかし、時には強権発動すべき緊急事態もある。怒号、腕力、拘束なくしては患者を守れないときどうするか、これは普段から考えておく必要がある。平和維持が大原則でも、戦争に巻き込まれることはある。有事対応の必要があるのと似ている。「治にいて乱を忘れず」と古人は言う。

性善説に基づく美しい花

そもそもインフォームド・コンセントは主治医への不信もあって生まれてきた。例えば、手術の前に執刀医が患者に対しそのメリットおよびデメリットを説明し、患者自身に決断させ文書にしておけば、後日訴訟の場において医師側にとって有利であるからである。

医師を徹底して信頼して、患者が「任す！」と決意した場合には、手術の結果が悪くても問題はおきない。

患者―医師間の、生命の存続にかかわる徹底した信頼は美しい。この美しさを可能な限り存続させ、発展させていけば、日本の文化的建国の柱となろう。すなわち、三権分立の制度およびインフォームド・コンセントの大地の上に、性善説に基づく人間信頼の美しい花を日本国で咲かせたい。この花の肥料に我々健康関係者はなりたいと思う。

第7章

おわりに

無言の圧力に答える……来し方・行く末

いろいろ生意気なことを、自分がほどほどの老齢だから許されると思って、偉そうに書きなぐっている。その書きなぐったものの集積が本書である。そこで偉そうに述べたことに将来、それも近い将来神山五郎はどのように責任をとるのか。

「まさか言い放しで終わるのではないだろうね」との、無言の圧力を感じる。本書の最後で、この無言の圧力に、自分史的にも考えておきたい。

雑種的人生体験

戦死覚悟で入った旧・陸軍士官学校は入校後半年で解散。日本は科学の劣勢で敗れた以上、科学（自然科学）を振興するべきであると思った。自分もその方向で進もうと思い定めた。幸い数学、物理、化学などの理科系は好きな科目でもあった。

その方向で進んでいるうちに、自分自身の悩みである言語障害（ドモリ・吃音・きつおん）の研究に集中するようになった。米国留学中に父が脳梗塞の失語症で、電話器を握り救いを求めつつ倒れ、そのまま帰らぬ人となった。

この言語に恨みのある五郎に帰国後与えられた職は、何と新設の国立聴力言語障害センター・言語課長（厚生技官）であり、東京オリンピックの年に着任した。そこで米国流の言語治療を懸命に伝えようとした。国家資格である言語聴覚士（当時は言語治療士と呼んでいた）の卵さん各位の勉強のお手伝いが主たる仕事であった。

縁あって、数年後これも新設の東京都心身障害者福祉センター・医学判定科長（東京都技師）として障害者（児）対策全般を学べることとなり、言語障害問題と米国流の考えだけで固まっていた私の頭を多少柔らかくしていただいた。

やがて全国の公立学校などに「言語障害学級」が普及し始め、担当教員の養成が叫ばれ、東京学芸大学と大阪教育大学とにその為の課程が新設された。名称は「言語障害児教育・教員養成課程」であり、教授（文部教官）として大阪万国博覧会の年に赴任した。大阪という土地で、大阪市中央児童相談所からのご依頼で在宅の重度障害児の家庭訪問を行うこととなった。この仕事を通じて、障害児童だけでなく、ご家族も障害児をかかえ心身ともに疲れ果てておられる実情を知った。

このあたりから、「病気・障害の有無にかかわらないところの健康」に注目するようになった。

以降、リハビリテーション、温泉療養、高齢者介護、などと各種の職場に恵まれつつ今日に至っている。その間に個人の診療所（後に医療法人社団）を開設することもできたので、健康保険診療の長所・短所を知り、町医者としても世の中に住めるようになった。

いろいろな角度から

40年以上、こうやって世間を見ていると、確かにいろいろな変化に気づく。変化が急速なこともあり、緩慢なこともある。「隠士」・「隠居」ぶったりするつもりは毛頭ないが、しゃしゃり出たりもしたくない。雑多な流れのなかに本流は自然と見えてくる。特に、医療・健康の流れには新旧・洋の東西さまざまあるが、「自分が危機に際し頼るべき人は誰か」と考えると、自ずと本流が見えてくる。

①宇宙関連知識は格段に進歩したと思う。この影響は哲学におよび、幸せ、生きがい、死や遊びのとらえ方、金銭を含めた価値観、などににじわじ

わと効いてきている。現在、「フリーター」とこそ言わないが、類似の生き方を多くの日本人がしている。つまり、生活習慣のあり方の基本に影響している。

②地球以外にも、水（液体）のあった星があり、現在ではないにしろ生物が存在できる可能性が無視できなくなってきた。

③地球上では、人為的か、あるいはもっと大きな力のためか詳細は不明ながら、地球温暖化がじりじり進みつつある。オランダという国の水没や、日本でも島嶼・沿岸の防御や食料供給への影響が気になる。北極・南極などの大量の氷および流氷の減少は海中プランクトンから始まる食料連鎖に響く。

④ＤＤＴにはじまる強力な害虫駆除剤は害虫だけでなく益虫にも影響する。およそ「害」とか「益」とかを短期・短絡的に考えていると、生態系

にとりかえしのつかない形響を与えてしまう。これは農薬でもいえる。また「抗菌処理」という細菌対策や「海水汚染」はどこで止まるのか…。

⑤空中をとびかう電磁波の密度はますます大きくなっている。携帯電話からの電磁波についてだけ警告がだされているが、その他の電磁波も密度が総合的に大きくなった時の被害は予想できない。予想できないから私自身は気にしないが、地球上の全生物への長期的影響は…。

⑥人類の特徴の一つとしての言語の発達が始まり、書字言語（文字・数字）、タイプライター、計算機、電子計算機（パソコン）、インターネット（巨大通信網）、貨幣制度への影響（電子決済）、金融組織への影響、その他において自ずと利用上の優者劣者の２極分化を新しく発生させる。パソコン劣者はどこへ行くのか。莫大な情報が電子的に保存され、蓄積されているが、墨と日本紙での保存に比べ、外的刺激には弱くないか。

⑦文字化できる知識（形式知）の伝達はすすむにしても、文字化できない知恵（暗黙知）の伝達・教育はすすんでいない。学歴尊重社会の弊害をどのように食い止めるべきか。小学校卒業直後から徒弟的に指導してこそ伝達できることも多い。その無視がこわい。

⑧平和を説く多くの宗教が、皮肉にも国際紛争・民族紛争の根っこになっているのが現実である。既存の宗教に代わる何かが必要なのであろう。WHO（世界保健機構）でも健康の条件の一つに霊性を考えている。外来文化吸収の名人である日本民族には、世界東西の宗教および文化を統合し、共通する何かを発足させる義務があろう。

⑨東洋医学として、針灸・漢方（生薬・湯薬）・気功その他などがある。西欧の医学・科学におもねることなく、独自の考え方を貫いて欲しい。「老荘」の思想が中途半端に踏みにじられず、正しく活かされることが必

要である。

⑩健康法の中心は呼吸法である。西欧科学の呼吸の記述では最大酸素摂取量を増大させることが主眼とされているが、東洋の呼吸法では、呼吸のパターンの重要性を説いている。つまり吐く息をながく、吸う息は短くてもよい。とにかく「吐いて、吐いて、吐き切れ！」とガスの交換効率向上を主眼としている。詳細は東邦大学医学部・生理学教授・有田秀穂（ひでほ）先生の最近（平成15年）書かれた『セロトニン欠乏脳』なる６８０円の本を推薦する。ＮＨＫ出版からで、生活人新書０９３である。

⑪現実の精神世界では、薬物依存、パニック障害、家庭内暴力、ひきこもり症状、キレ易い傾向などが目だっている。医師の領域からみると、これらの方々〈俗に患者〉は医師の指示に原則として柔順であり、薬の処方は対症療法として効果があがる。しかし薬を止めれば元にもどってしまう。

さらに悪いことには、出された処方薬に依存し、新たに薬物依存を発生させてしまう。これでは医者が病気・病人を作ってしまい、医原性疾患となる。

現行の健康保険では薬の処方を出す以外には、特掲療法（専門用語である）としてのサービスを別に考え、改装・準備することとなる。

⑫上記の⑨⑩⑪をまとめてみると、何かできそうである。有田先生式に呼吸法、リズム運動、日光にあたるなどして、体を柔軟にし、顔貌もきりりとしてくればよい。薬を使わないことだし、有田先生のご指示には無理がない。先生自ら実践しておられるので、誠に心強い。さらに特掲療法の制限もパスできよう。

⑬この⑫の方向であれば、在宅高齢者およびそのご家族、在宅障害児およびそのご家族の「病気・障害の有無にかかわらないところの健康」増進

も可能である。さらに、広義の言語障害者（児）のサービスとしても最適である。

「まさか言い放しで終わるのではないだろうね」との、無言の圧力を感じている、と前に述べた。この答えとして、上記の⑫⑬の実行をあげることとする。詳細はホームページ（準備中）か、ＮＰＯ法人アパリ（〒１１０‐００１５　東京都台東区上野６‐21‐８　ＦＡＸ＝０３‐５８３０‐１７９１）に郵便、ＦＡＸなどでご連絡いただきたい。極端に人件費を節約した診療所なので、私がほとんど電話にでることができない。これが実情である。もし無償・有志の方がおられたら、定期的に可能な時間帯だけでも手伝っていただけるとありがたい。

神山五郎の年譜

大正15年（1926）5月5日　0歳

　現在の千代田区は、麹町区と神田区との合併したものであり、「麹町区には皇居（宮城）がある」といって区民はそれを誇りとしていた。そういう地域で誕生（出産は四谷・信濃町の慶応義塾大学医学部付属病院）した。その日は大正15年5月5日、端午の節句、寅（とら）歳でもあった。

昭和8年（1933）3月　7歳　麹町区麹町幼稚園卆園

　幼児期は家の近くの区立麹町幼稚園などですごした。幼稚園には早期に一度入園した、正確には入園させられた。しかし気恥ずかしくて登園拒否をおこし、結局1年おくれて改めて入園しなおした。登園拒否の原因の一つとして、父（神山一郎歯科医師）が私の反対咬合（受け口）の矯正を考えてくれ、口腔内に矯正装置をほどこしたこともあったらしい。しかし、今も相変わらず気恥ずかしがり屋であることはたしかである。

　幼稚園では「ゴロチャンのいうことは早口だからわかりにくい」と言われていたが、吃（ども）りを意識することはなかった。幼稚園の同級園児の大半は、園と運動場を共用する麹町小学校に入学した。植田理彦医師とは、園・小学・大学の同窓。

昭和8年（1933）4月　麹町区立麹町尋常小学校1年3組（男女共学）入学

　麹町小学校、正式には区立麹町尋常小学校に入学するにあたって、ちょっとした事件があった。それは私が1組（男性組）でなく、3組（男女共学組）に入っていたからである。当時は男性優位の時代であり、3組に入れられたことに対し、父はかなり憤慨し、学校側と編成替えを交渉したようである。

教育パパであった父は、兄神山二郎（歯科医師）が同小学校に入学したころから父兄会（現在のPTA）活動に力を注ぎ、同校教職員とも親しくしていた。それ故、五郎は当然1組に入るものと思いこんでいたらしい。その予測が外れたので憤慨したものと思える。

現在では、1組と2組の両組の卒業生は卒業時の担任訓導（当時小学校では「教諭」でなく、「訓導」と呼称していた）を失い、さらにクラス会も成立せず、したがって3組のクラス会が主流となり、それに合流したいという話になってきている。皮肉なものである。

小学校に入学して、驚いたことは「試験」というものがあることであった。しかもその試験では、不合理な減点採点法がとられていた。この採点の仕組みに不審・不信をいだいた。なぜ20問中10問はできていても0点なのか…。

このあたりから、学校では欠点を主とした評価システムが基本だということに気づき、以降欠点や失敗を気にするようになった。その影響もあり、国語の時間に、一寸法師のところを読まされ、「一寸法師」と読めず、「一寸（いっすん）」、「一寸」、「一寸」とつかえ、「法師（ぼうし）」がなかなか言えなかった。この言えなかった事件以来、私の欠点評価型の思考は次のように働いてしまった。すなわち、日常会話あるいは他の文章では、「ぼ」の音が最初にきても、例えば「僕」、「ボタン」、「帽子」などで吃（ども）らない。だが、これをむしろ不合理、あるいはこれらの言葉も吃る筈であるとして考えた。するとちゃんとこれらの言葉で吃るようになった。また、教室でも吃る筈だと思った。そう思うと、ちゃんと吃るようになった・・・これらは今考えると異常に論理的な思考であり、あまりにもマイナス重視の思考であった。私の難発（なんぱつ）性吃音（きつおん）はこのようにして発生したと自分では思っている。

小学校2年のＰＴＡで、父が当時の担任から、「五郎君には知っていることをすべて書く傾向がある。もっと優先順位を考えて書くとよい」といわれた。これを父から伝えられた。私は、重点主義の思考の重要さを知った。そして子供ながら工夫したらしい。それで小学校6年のころ、担任は既に代わっていたが、「五郎君は知っていても重要であると思わないことは、書かない。それで点数のうえでは損をしている」という評価をくだされるに至った。この評価を聞いたとき私は目標を達成したことを自覚し嬉しかった。

父は、小学校の下級生だった私をＪＲ市ヶ谷駅そばの猶勝堂（ゆうしょうどう、中山博道範士の系統）という剣道の町道場に入門させてくれていた。したがって小学校の上級生のころには麹町区内で一番強く、宮内省主催の剣道大会などに出場し、それなりの成績をあげるようになった。もっとも、夏と冬とのそれぞれ30日間の暑中稽古、寒稽古は大変であった。しかし、父は厳冬にも暗いうちに起き、兄や私のいく稽古の見学に道場まで来ていた。剣道場の先生方がこの父の熱心さには感心していた。私にとって早朝・深夜が仕事や生活の支障にならないのは、ここに根ざしているらしい。

道場での稽古はかなり厳しかった。「組み討ち」、「面取り」、「突き」などの現在の剣道界では禁止されている技もおこなわれていた。近くにあった陸軍士官学校の剣道の助教（先生）、警視庁の特別警備隊（俗称・新撰組）の中堅幹部、宮内省の侍従職の方々もご自分の稽古にきておられた。稽古での「突き」で学んだことは、「相手が突いてきたときにこそ、前に出よ！」ということであった。

以上、吃音（吃ること）と、剣道とが、私の性格形成などにどのように影響したらしいか、やや詳しく述べさせていただいた。


当時義務教育のうえには、2年間の高等小学校もあったが、麹町区では尋常小学校の卒業に際し、上級学校を当然のこととして受験していた。今記憶している学校（すべて旧制）だけでも、七年制（官立）東京高等学校、七年制東京府立高等学校、七年制（私立）成蹊高等学校、七年制（私立）武蔵高等学校、東京府立第一中学校（現在・都立日比谷高等学校）、その他（?）も受験した。しかし、ことごとく不合格であり、父を落胆させた。私は泣く泣く私立麻布中学校を受験し、合格はしたが、屈辱の感をもちつつ入学した。父は麻布も不合格の場合を予測して、私立芝中学校に出願しておいたと、後日語ってくれた。親心に感謝するのみである。

ここで「七年制」について述べておく。五年間の中学校を四年間ですませ、その上の旧制高等学校の三年間とを無試験で連結させた教育システムである。秀才を七年間一貫して教育できるので、その卒業生で社会に貢献された人は多い。

戦後、学区制などの影響もあり、「日比谷」より「麻布」の方が有名になった。禍福はわからぬものである。以後の受験でも、麻布在学中、および麻布卒業時の上級学校受験にさいして陸海軍の諸学校、旧制高等学校、興亜工業大学予科など多校受験し、ことごとく不合格であり、最後にやっと一校合格したのである。それが、父の母校である東京歯科医学専門学校であった。不合格もこれくらい続くと、不合格に対しての度胸がつく。この度胸と、前述の剣道の「突き」への対処の仕方は後日フルブライト留学生試験などのときに役にたった。
読書癖のあった私は百科事典や教師用の書籍などを読み、教室内の悪童と協力して担任の先生の授業をいろいろ邪魔した。

昭和14年（1939）3月　13歳　麹町区立麹町尋常小学校卒業

昭和14年（1939）4月　私立麻布中学校入学
麻布中学校に入学し、最初から気になって仕方がなかったのは例の吃ることである。今までの小学校では周囲の人々が皆私の吃ることを知っており、それなりに対応してくれていた。そういった対応のない筈の未知の集団に飛び込むのが正直なところ嫌だった。英語でも、国語でも、数学でも、理科でも、理解力はわりとあるので、勉強するとどうしても授業に疑問が発生する。しかし、その疑問を解決するための質問を教室内でしにくい。よって勉強の能率向上には妨げとなった・・・さぼる口実か？
クラスでの座席は成績順序で後ろから決まるので、私の座席はだいたい真ん中であった。その後、現在にも続いている居眠り癖がつくと、「灯台もと暗し」の故知に学び、近視という理由をあげ教壇にもっとも近いところに座席をもとめ、居眠りの特権を享受しつつ、かつ成績順位もわからないようにしてしまった。
入学直後、運動部をきめるにあたり、父は正課では柔道、課外では剣道をとったら面白いと言った。私も同感であり、中学4年生くらいまで柔道もやっていた。もう少し続ければ柔道も初段くらいまでにはいったと思う。5年生のときには、剣道部の主将（卒業時2段）、同時に当時創設された馬術部の主将を兼ねていた。馬術については中学2年から日本騎道少年団という組織に入り、ほとんど毎日曜日、市ヶ谷にあった陸軍士官学校の軍馬を使い、訓練していた。その少年団の制服はとてもおしゃれなものであった。愛馬の日などには、その派手な服装で銀座の大通りなどを乗馬行進した。

なお、麻布には国防研究班（略称「国研」）という課外活動があり、それにも属していた。現在私を有限会社ウエルビーイングの役員として支援してくださっている石川清隆氏は国研の先輩であり同時に同期生である。また陸軍の学校では先輩（先輩期）である。さらに水泳部の黒褌（黒色ふんどし：柔道の黒帯に相当し、水泳の上手な生徒のみに許される褌、下手な生徒は白色の褌であり、区別されていた）であり、われわれ白褌族からは毎夏羨望されていたのである。この国研の後輩人脈からは、なぜか有名な芸能人（小沢昭一氏、神山（こうやま）繁氏、故・フランキー堺氏、故・内藤法美氏、加藤武氏、仲谷昇氏など）が輩出した。小沢昭一氏は麻布より海軍兵学校（海軍士官を養成する、陸軍の陸軍士官学校に相当する学校）に進まれ、終戦により麻布に復学された。

前述のごとく、運動（剣・馬）部や国防研究班に明け暮れていた麻布中学では受験勉強が満足なはずがない。4年生で海軍経理学校（近視のため海軍兵学校を受験できなかった）、陸軍予科士官学校（59期）を受験し不合格、5年生で海軍経理学校、旧制水戸高等学校、東京工業大学予科を受験し、すべて不合格となった。愛する麻布の下級生で私の不合格を残念がり、涙を流してくれた方が数名いたことは忘れられない。

麻布時代に、当時の清水由松校長はしきりと、友情を重んじ、友人関係の永続することの重要さを説いてくれた。それで、私は友の意向にさからうことをつとめて避け、周囲に配慮し、友人関係の続くことにばかり気をつかった。ところが、麻布の2年か3年のときに父兄会から帰ってきた父は私を呼び、「担任の大久保先生が言うには、『神山君は覇気（はき）がない、おとなしすぎる』とのことだ、以後気をつけろ！」と注意された。それで、また私はその忠告に忠実になり、それ以降「我が道をゆく」ことと定め、この我が道を理解してくれる人との友情を大切にしようと軌道修正した。つまり、「去る者は追わず」とした。同時に、軍人として、士官としての素養を身につけるべく、下級将校の読むべきハンドブックを探しもとめ、要点を記憶し、その実行につとめたりした。この方面に割いた時間の方が受験に割いた時間よりも多かったと今は思える。国防研究班に属したのもこの趣旨からである。

昭和19年（1944）3月　私立麻布中学校卒業

麻布の卒業式では、優秀な生徒の多くはすでに4年終了時に上級学校に進学しており、いわゆる「落ちこぼれ」に属する者が残り集まったわけである。戦争の影響も次第に学校生活に及んでおり、自由主義の麻布にも軍部の干渉が徐々に深まっていた。5年生の間の数ヶ月間は勤労動員と称する作業に担任とともに赴いた。同じ動員場所で働いた友人の一人に株式会社リオン元社長の笠原健明（たけはる）氏がおり、野球部に属した同氏は終始明るく活躍しておられた。戦後同氏は日本の補聴器の発展のために貢献され、数年前、後進のため勇退なされ、悠々自適の毎日を過ごされている。同氏はバブルの時代にも堅実な会社経営をなされ、生産管理の大道をリオンに残された。また、聴覚障害者のための福祉に裏方から援助しておられた。「地の塩」（聖書の言葉で、目立たないが、世のため人のためになる人のこと）とでも言わるべきかたである。

昭和19年（1944）4月　東京歯科医学専門学校入学

戦雲暗い昭和19年春、父の母校、兄の在学中の学校である東京歯科医学専門学校に入学した。JR中央線の水道橋駅際に校舎があった。約200名が入学した。入学したところ早速学校側から1年生の4名の「総代」のうちの1人に任命された。総代とは今でいう学級委員である。しかし、私自身は軍関係の学校を再度受験しようと思っており、歯科医学の勉強はせず、「ひそかに」（父母にも告げず）受験勉強に熱中していた。ひそかに勉強したのは、当時両親の勘で戦局はすでに厳しいことがわかっており、私に軍人への道を歩ませたくなかった様子があったからである。どうしても軍人となるのなら、歯科軍医になればよいと思っていたと後日聞かされた。

軍関係学校の受験準備とともに小学校・中学校で悩んでいた吃りの問題を解決しようと、吃音矯正の講習会をさがし、出席し、主に発声・呼吸などを訓練した。この猛特訓の効果はたしかに数ヶ月間持続したが、訓練をやめ受験勉強に熱中するとともにその効果は減衰してしまった。すなわち、昭和20年2月に晴れて陸軍予科士官学校に61期生（乙）として入校したころには再び話すのに難渋するようになっていた。

昭和20年（1945）2月　陸軍予科士官学校入学（61期乙）

昭和19年夏、陸軍予科士官学校の入学試験を受けた。受験勉強をしっかりやっていただけに、手ごたえはあった。さらに憲兵による家庭調査もあり、今度は受かるなと思っていた。同年の晩秋になり実際に陸軍の教育総監から合格電報をうけとったときはさすがに嬉しかった。早速、東京歯科医学専門学校の教務担当者に申し出たところ、「無断受験」であるから不届きである、しかし戦時中なので特別に許可すると言われた。入校予定は昭和20年4月とあったが、これは後に2月初旬に変更され、さらに入校するまでの間にやるべき宿題が送られてきた。毛筆書きの宿題もあったので、毛筆習字を習ったりもしつつ、皇居の周囲で早朝自主駆け足などをやり入校にそなえた。

東京歯科医学専門学校在学中に、銃剣道初段および銃剣道指導員資格、射撃指導員資格などもとっていたので、前述の剣道2段と合わせ、準備はかなりできていると自信をもっていた。一抹の不安としては、吃ることが残されていたが、その不安は入校とともにますます増大していったのである。その増大する不安のときに、「溺れる者は藁でもつかむ」式に頼ったことがある。それは同校身体検査の最後の判定のところにいた髭の生えた陸軍中佐（軍医ではない）が、「おまえの吃りは入校すれば治る」と言ってくれたことである。しかし、入校してわかったことは、皮肉にも「私の精神状態は入校して、正確・迅速を尊ぶ言語生活の重圧におしつぶされ、吃りが重くなった」ことである。ここで、幹部陸軍軍人の持つ、明るい予測を無責任に口にする傾向の一端を悲しくも知った。

陸軍予科士官学校61期生とは同校の最後の期である。その最後の期は2分割され、前期入学組を（甲）と、後期入学組を（乙）と呼称した。したがって乙組が入学した昭和20年2月には、甲組は先輩面をしていたが、程なく仲良くなった。また、乙組には陸軍幼年学校修了者も合流した。甲組はすべて航空兵科にすすむ要員と予定されていたとも聞いている。そうであれば、特別攻撃隊要員であったこととなる。

私のように専門学校から角帽をかぶって入校したのは、数が少ない。それだけに入校時から目立ったことと思う。入校して一番困ったことは、報告・指示・連絡のほとんどが早口であり、正確さを要求されることであった。吃り、しかも難発性吃音の私にはそれらは至難の業であった。したがって、生徒間で指揮する体験もつむわけであるが、指揮する側にたつことは終始免除され、指揮される体験ばかりつんだのである。かつて、麻布時代に読んだ、下級将校の読むべきハンドブックの内容が頭にある私はやりたいことが次々と浮かぶが、言語障害ではどうしようもなかった。

同年3月　流行性肝炎で就床生活

このような逆境、それも予想もつかぬ逆境におかれると身体的にも抵抗力がおち、昭和20年3月には流行性肝炎にて就床生活（病状が入院するほど悪くなく、日常の寝室に休んでいれば治癒する状態）を余儀なくされ、体重は激減し、至難な交通事情のなか面会に来てくれた母が面会所で私を見ても、息子（私）が余りの痩身なので気がつかなかった始末である。また、私のやる気もなくなり、食べ物と寝ることへの関心のみが異常にたかまり、ついに残飯に手を出し、それが監督者に発見され危うく処罰されるところであった。かつての意気軒昂たる神山五郎の姿はそこにはなく、我ながら情けなかった。

空襲は激化し、陸軍予科士官学校も空襲され、私の中隊舎のとなりの中隊舎には爆弾・焼夷弾が直撃し、幹部および生徒若干名が死亡した。私はその時中隊舎の自習室当番生徒であり、中隊舎の二階に配置され焼夷弾落下のさいの初期消火を担っていた。担当中隊舎におり身近に爆弾の落下・破裂する音響などを聞いたのだが、不思議に怖くもなく、まさに平常心であった。現在当時の心境を聞かれても困るのだが、初期消火責任者であるという責任感が、恐怖感に優先していたとしか思えない。

この経験から帰結されることは、「難しそうな仕事があったときにはその仕事の責任をとれ！」ということになる。何故ならば、そのほうが楽だから。車に酔いやすい幼稚園教諭・保母が園児を引率してマイクロバスで遠足するときには全く酔わないなどはその好例である。こう考えてくると、困難そうな職業につくことによってこそ、自己の潜在能力を容易にひきだせるのだということがわかる。

校内外における訓練は空襲があっても続行された。錬磨時間という自由体育の時間も夕食前に準備されていた。私は空腹なので、駆け足などを嫌い、十二階段より高い梁木の上に立って、恐怖心を意識しながらも号令調整などをやり胆力を養うべく工夫した。

同年7月　群馬県に学校疎開

昭和20年7月には学校疎開を実施することとなり、私の中隊の疎開先は群馬県中之条（なかんじょう）の西、沢渡（さわたり）温泉のある町立沢渡小学校ときまり、東久邇宮俊彦王殿下（同期生）とともに移動したのである。山紫水明の沢渡に来て、自己の心のおちつきを見いだし、今迄の情けない神山五郎を脱皮し、元気に満ちた神山五郎に新生しようと決意した矢先、終戦の詔勅をきくこととなった。

同年8月15日　終戦の詔勅を聞く

終戦の詔勅を聞いた感想は、「来るべきことが来た」との一語に尽きる。実は同期生のうちでも話のわかる者と校内で密談をかわしていたのである。政府は「神州不滅」とかいっているが、かつて盛大を誇ったインカ帝国の滅亡例もある。日本だってサイパン島からのB29の空襲には事実上なされるままである。陸軍予科士官学校関係の兵器・装備・服装・食料・管理の不合理などを考えると「神州不滅」も怪しいものだ…。

終戦の詔勅を聞いてからの幹部の指示で感銘をうけたことはかなりあった。さすが本校に選抜された優秀な幹部将校の判断であった。
①すべての男性日本人の去勢、特に陸軍士官、将校生徒などの撲滅などという風評には学校幹部はまったく動かされていなかった。
②文部省管轄の学校に入学し、日本の復興に貢献せよと勉強のしかたなどを静かに話してくださった。話してくださったご本人も後日勉強をしなおし、医師、歯科医師、司法関係職、企業経営者、研究者、教育職などに転職され、国につくされた方が多い。
私が医学判定科長として勤務した東京都心身障害者福祉センターの初代所長である原田政美医師・医学博士も戦時中陸軍士官学校の若き教官であり、戦後ただちに東京大学医学部医学科に入学された。私より数年しか年長ではないが、経験、学識、判断力の優れた方であり、現在もその通りである。私が米国留学の数年間で学んだこと以上のことを原田先生のもとで勤務しながら教えていただいた。
③科学において負けたことを、昭和天皇と同じように実に素直に認めていた。そして、陸軍士官学校、陸軍航空士官学校、陸軍予科士官学校の多くの教官は、詔勅を厳守した。若干終戦前後に違反行動（川口放送所の襲撃・占拠など）をおこした将校・生徒もいたが、その数は非常に少なかった。さらに、少数の教官は自決（自殺）して一般国民（当時は「臣民」と呼称した）、生徒、天皇陛下へ詫びておられた。それらの方の年齢はおおむね30歳以下であった。「戦争では優秀な者から死んでいく」との冷厳な真理を自覚させられたのであった。
誇りある日本陸軍の軍人、それも将校生徒としての約7ヶ月間は時間的には短

いが、その影響するところは大きい。今でも盛大な同期生会が毎年おこなわれる。だが、このような形式もさることながら、同期生との戦友としての人間的つながりの深さ、若き教官からうけた熱烈にしてしかも実に合理的な教育、など今の私に与えられた影響は筆舌に尽くしがたい。

どのように合理的であったか、若干の例をあげ参考に供したい。

①教官の年齢は25歳前後であり、ほとんどの教官は実戦参加の経験を有していた。つまり、形式的・儀礼的な訓練が実戦では役に立たぬことを体験していた。それらの教官が互いに競争して、生徒の訓練時間を短縮し、疲労を最小にし、しかもその場で記憶されるように印象的な指導を工夫していた。

②生徒が寒がっていじけ過ぎていると、教官は、氷のはっている水際訓練場(プールのこと)のへりに部下生徒を並ばせ、裸にし入水の準備をする。次に、教官が真っ先に氷を割って飛び込み、教官自身がプールの真ん中に到達してから全生徒に「入れ!」と命令している。これは、生徒(被指導者)が悪いのは教官(指導者)の指導が悪いからであり、教官(指導者)の罪が生徒(被指導者)の罪よりも重いという考えに立脚している。「指揮官先頭」の無言の教えでもある。

③生徒の被服は官給品であり、将校のそれは私費で整えたもの、つまり将校の私物である。将校は被服の損傷などを自分の費用で洗濯・修理などしなければならない。俸給の安い青年将校ではこれがなかなか大変だったのである。

教官が生徒に兵器愛護をどこまで、どのように、徹底すべきかを教えるに際しある教官のとった行動は見事であった。その教官は私物のなかでも一番上等な軍服を着用してくる。そして、雨上がりで練兵場がぬかるんでいる場所に生徒を導き、生徒をその周辺に立たせ、「見学」を命じる。教官は50メートルくらい離れたところからそのぬかるみに向かって疾走する。ぬかるみに入るやいなや当然滑って転倒するが、転倒しても小銃をもつ手を反射的に上げて、軍服を泥だらけにするが、小銃にはすこしも泥水をかけないで起き上がる。しかも、この間訓示らしいものは少しもなく、直ちに「解散!」となった。これなどは、訓練時間の短縮と印象的な指導に徹底していた好例である。

同年8月末　陸軍予科士官学校解散・復員

終戦によっても涙はしばらく出なかった。8月末に陸軍予科士官学校が解散し、復員者として東京麹町の自宅跡の防空壕に戻ってから、皇居の周囲に行き、たまたま米軍軍楽隊の堂々たる行進に接したときに泣けてきた。その涙は、自然に、しかも激しく流れでてきた。残念とか、後悔とか、恨みとか、復讐とか、そういった感情ではなかった。日本の立派な青年も、米国の立派な青年も、ともに堂々と戦ったのだ。3週間前まで、「鬼畜米英」という言葉などが日本政府から乱発されていた。私はそれらの言葉をけがらわしい言葉だと思っていた。我々軍人は、尊敬できる敵を相手にしてこそ、命をかけて戦えるのだと思っていた。そして今後は、「勉強だ、何事にまして大切なのは勉強だ。自分は将校生徒としては決して優秀ではなかったが、これからは将校生徒として体験したことを生かして立派な学徒となろう」と皇居の濠をながめつつ誓うともなく誓った。

旧制高等学校の理科へすすみたかったが、父が私の吃りを心配し、東京歯科医学専門学校への復学をすすめてくれた。歯科医ならば吃ってもなんとかやれるであろうという親心からであった。私はJR水道橋駅ぎわの東京歯科医学専門学校への復学を決心するとともに、理科の勉強をできないかと考えた。さいわい隣のＪＲ飯田橋駅そばに東京物理学校があり、その夜学の難しさには定評があることに気づいた。そこで、父に頼み昼は歯科、夜は理科の勉強をできるようにしてもらった。規則では二重学籍は違反らしかったが、知らぬこととして強行してしまった。

同年12月　東京物理学校第2部理化学科入学（現在・東京理科大学）。同時に東京歯科医学専門学校入学（現在・東京歯科大学）

　旧制の専門学校を2校同時に学ぶことは、両校が接近しており、自宅といっても素掘りの防空壕だが、その自宅が両校に近かったために可能であった。もっとも、父が歯科医として開業を続けておれたことによる経済的援助も大きい。士官学校のことを思えば、学業そのものは苦痛ではなかった。体を鍛えようと思って、内外ともに冬季はシャツ1枚で過ごしたりしていた。スチーム暖房のない夜学の教室では、休憩時間に耐寒のため学友と腕相撲をしたりしていた。あるとき力がほぼ同じで勝負がつきにくくなったので、もう一息と力をいれた途端、ポキリという音とともに私の右上腕骨をねじり折ってしまった。相手の学友鈴木常夫氏も当時二重学籍で歯科医学を学びつつあり、その後立派に歯科医師となられた。鈴木氏にはご心配をかけてしまったが、懐かしい思い出である。

　橋本龍司氏からは講義ノートなどを拝借でき、試験勉強の助けとなった。なお、同氏にはキリスト教の教会への案内をしていただいたりした。物理学校卒業後、慶応大学工学部にすすまれ、現在橋本技術士事務所を主宰され活躍されている。

　関昭宣氏は卒業後、はやくから会社経営の方面で伸びていかれ、現在（株）丸喜商会の代表取締役であるとともに、東京物理学校・東京理科大学同窓会などのお世話をしてくださっている。
陸軍士官学校・陸軍幼年学校関係者でともに夜学で学ぶことになった方々との交流に就いては別の機会に述べたい。

昭和23年（1948年）3月　東京物理学校卆業
東京物理学校では1年から2年に進級するとき約10％の学生が進級に合格していた。その発表を見て、私が「少ないな」と感想をもらしたところ、そこにいた同校の先輩は、「物理学校も甘くなったものだ！　昔はこんなものではなかった」といっていた。2年から3年への進級、3年からの卒業などは難関というほどのことはなかった。
昭和23年4月からの1年間、歯科の学校ではインターン実習に明け暮れた。私立の学校であり、実習の患者さんは学生が自分で発見し、自分で説得し、来院していただくのである。患者さん接遇の躾はとても厳しかった。この躾は後に医師としての診療態度に影響するところがあった。

昭和24年（1949年）3月　東京歯科医学専門学校卆業（歯科医師免許）
父の示唆ではじめた歯科医師としての勉強もおわりに近づいた。国家試験の面接も吃りのために筆談・ゼスチャー的にすまし、なんとか合格できそうであった。同時に、国の予算成立の遅れが原因で、新制度東京大学の入学試験が大幅に遅れた。それで、国家試験受験終了を待って、東京大学教養学部理科1類をねらい受験勉強をはじめた。歯科医が1名ふえるのより、言語障害の研究者が1名ふえることの方が国にとって意味があると思ったからである。理科1類という理学部（非生物系）・工学部を進路予定としたのには、東京物理学校の影響もある。しかし、理科1類で学びつつ生物学関係の単位をとりながら、医学部医学科に進学できるように準備をしていた。

同年6月　東京大学教養学部理科入学（国の予算成立が遅れ同年6月となる）

教養学部に入学したものの、教室内での外国語の勉強では吃りのことが妨げになっていた。当時は旧制第一高等学校の3年生も駒場の校舎に同居していたので、同校弁論部の了承を得て、吃音矯正を志す学生に呼びかけ、「東京大学吃音矯正会」をつくり、会の顧問として重田定正教授（医師、保健学担当）になっていただいた。行事としては、

①早朝大学正門前において約30分、横に1列にならび、順番に「桃太郎」などの平易な内容の話で発声練習をすること、

②吃りを隠そうとしないため、「吃音学生であることを示す看板」を学内で常時身につけること、

③発言に度胸をつけるため、教室内において授業中教官へクラスを代表して挨拶すること、などを試みた。

10数名の学生が参加した。その数は在学生の1％以上であり、吃音学生問題の大きさを示唆していた。

なお、③の教室内での教官への挨拶の影響として、学期の初めや新年などでは挨拶以後の講義が「休講」となり、学生には大歓迎された。①に関しては、後日、私がカナダの学会に出席し、市内を観光していたおり、某大手貿易会社の見知らぬ社員と会った。その人は①で書いた正門前での活動を知っており、互いに懐かしく思った次第である。

当時、医学部医学科に進学するには、学内はもちろん、学外の受験資格保有者とともに改めて受験することとなっていた。東京大学吃音矯正会などに熱中していた私は見事に不合格で、留年した。したがって昭和26年春には医学科にはすすめなかったが、工学部建築学科や文学部などには進学可能であった。かねてから

医業を嫌っていた母は、医学科より建築学科の方がよいとしきりに私に話していた。これも今は懐かしい。

　留年して、その間は結局文学部心理学科に籍をおきつつも医学科への受験勉強に集中した。ＪＲ水道橋駅そばの「研数学館」という予備校の夜学などにも通い、英語、独語、生物、数学、物理、化学、論理、経済などの8科目を勉強した。同予備校の模擬試験なども数回うけて準備には万全をつくした。

昭和27年（1952年）4月　東京大学医学部医学科入学（進学）

　このようにして入学した医学部医学科ではあるが、入学してほどなく日本が独立国となり剣道への制限がとかれ、大学で、禁止されていた剣道部が復活した。剣道経験者として最初から部の幹部となり、部の再興に努力した。多くの剣道部先輩（ＯＢ）に接することができたため、視野が広くなったことを自覚できた。このように剣道部に熱をあげた結果として医学部卒業ではなく、剣道部卒業となってしまった。卒業まえには主将をつとめ剣道4段をいただけた。また、京都大学および防衛大学校との定期戦を開始した。文武両道という立場から嬉しかったのを記憶している。

　剣道部では伊藤京逸医学博士というすばらしい先輩のご指導をうける機会を得た。同先輩は整形外科の国手であるとともに、剣道医学研究の創始者でもあられた。さらに脳性麻痺児童の障害児教育の先駆をつとめられ、都立光明養護学校の校医もつとめておられた。現在、私が参画している家庭健康療法・イトオテルミーの会とのご縁はここから始まっている。この会は宣伝をしないで、口コミだけで会員十万人を擁している。

昭和31年（1956年）3月　東京大学医学部医

学科卆業

日本における長い学生生活を数え歳31歳で終わったが、さらに約5年間の米国留学（学部学生、大学院院生、助教授）生活が続く。

医学部医学科は卒業してもインターンという医学修練を1年間やらないと、医師免許をもらえない。私の場合には実力の面からも怪しいものであった。事実、医師としての実習をサボってばかりいたので、慶応義塾大学医学部の系列である立川共済病院という厳しいことで評判のある病院でインターンをすべく準備していた。しかし、学閥を重視せよという、同級生の熱心な勧告に私は負け、東京大学医学部付属病院でインターンをすることとした。この軌道修正で立川共済病院にはご迷惑をおかけしたわけである。今も心苦しく思っている。

インターンの期間中は、発展的に解消した駒場の教養学部・東京大学吃音矯正会を継承する意味で、本郷の全学部に基礎を置く「東京大学吃音研究会」を創設し、文部省、厚生省、防衛庁にも呼びかけ総合大学の特性をいかすべく組織した。目的や組織を作るにあたり、ものまねを脱却し、独創することの大切さを強調した。これは、後日日本で発展したブレイン・ストーミング（ブレスト）およびKJ法などという発想法の誕生を助けたらしい。しかし私自身は米国留学中なのでほとんど関与していなかった。

そのグループの団体名はグループが次第に発展したので、その名称も変化した。東京大学吃音研究会教養班、東京大学独創性研究会、日本独創性研究会となった。その流れは産業能率大学（現在の産能大学）に吸収されている。同大学の理事長上野一郎先生は麻布の1年先輩である。

この独創性について主として米国の業績を学んでおいたことは、後日米国において学位論文の研究をすすめるにあたり有益であった。

昭和32年（1957年）3月　東京大学医学部付属病院にてインターン終了（医師免許）

インターン修了までは基礎医学・臨床医学のすべてをまんべんなく学ぶが、修了後は専攻領域を定め、そこを集中的に学ぶこととなる。私は言語障害を研究するのにどの専攻領域から入るのがよいか、いろいろな先輩諸先生に勧告をもとめた。なかには、言語障害などという当時の日本では学ぶところがほとんどない領域を研究するのは無謀であり、また就職先もないと忠告して下さった先輩もいる。

昭和33年（1958年）4月　東京大学医学部耳鼻咽喉科教室研究生

いろいろ考えた末、音声や言語の末端の器官をあつかう耳鼻咽喉科の教室員（医局員）となり、音声生理学・中耳伝音機構の権威である切替一郎教授の指導を受けることとした。そのころ、歯科医である父は、父の周辺の歯科医師友人たちから、私が東京大学医学部付属病院の口腔外科（歯科）の教室に入ってほしいと望まれていた。私の耳にもその話は入ったが、当時の私には歯科の領域は言語障害に関し耳鼻咽喉科よりは疎遠な感じがしていた。耳鼻咽喉科の研究生としての無給生活がはじまった。いままでは日本育英会から奨学金などをいただけたが、今度こそ無給であった。無給解消とともに、開業医の診療を学ぼうと思い、先輩の内科医師の経営する小岩の診療所に、住み込み書生（代診）として入り、雑巾掛けなどからはじまる書生生活にはいった。休日はそれらの生活ストレスを発散するためとともに、将来航空医学・宇宙医学の発展をみこして、産経新聞主唱の全（？）日本学生航空連盟に属し、毎日曜には調布飛行場などにおいてセスナ陸上単発機（セスナ170B）での飛行機操縦訓練をはじめた。この訓練は渡米前に自家用機操縦免許の取得となって一段落したのである。この間の訓練費用は工夫することで捻出した、むしろ金がなかったから、捻出を工夫し、可能となった。

昭和34年（1959年）4月　文部教官・助手

しばらくすると教室のほうでも無給の私を静岡県焼津市立病院・武蔵野赤十字病院などに派遣してくれた。それで経済生活には事欠かなかった。そのうえ、入局後約1年で正規な職員として採用・発令してくれた。すなわち、文部教官・助手となれたのである。

医局在籍中も前述の東京大学吃音研究会関係活動を継続しつつ、米国における言語障害研究事情を調査し、自分の留学先などを打診した。留学事情調査の結果、留学にはフルブライト留学生試験に合格するのが一番の近道であることもわかってきた。いろいろ受験では苦心・工夫したが、結局往復の旅費だけを保証してくれる資格に合格できた。前述の剣道の「突き」の教訓なども活用できた。この受験苦心談などは、今後英語による面接などをうける方々のご参考になるかもしれない。

同年12月　米国カンサス州立Wichita大学・大学院入学（フルブライト留学生）

吃りだから合格したとなるような作戦をたて、とにかくフルブライト留学生試験（旅費）を突破した。英語の実力は会話においてとくに乏しく、留学しての最初の言語障害に関する学部の講義（まだ大学院の講義ではない）では、すべてチンプンカンプンであった。理解しているようなふりをするため、筆記具を動かすのであるが、まさにミミズの歩いた跡だけであった。成績は、ＡＢＣＤのうちＡかＢ、日本でいう優か良をとらないと本国送還である。正直いってあせった。

ある日珍しく私は教室の後ろの席にすわった。そして講義をきている学生の後ろ姿を眺めつつ、成績向上策を考えた。すると、教室内で右手を終始ゆっくりと動かしつつ、受講している女子学生のいることに気がついた。速記術ではゆっくりとした筆の動きでまず記述し、その日のうちにその記述をもとに浄書することを私は知っていた。彼女は浄書をタイプライターでしているに相違ないと推測した。幸いにも、まだ米国では日本ほど普及していないソニーの録音機を携帯し渡航していた。そこで彼女にテープ録音の便宜を提供し、その代償として、講義内容のタイプライターによる浄書をいただこうと考えた。直ちにカーボンペイパーをととのえ、彼女に話しかけた。曰く、「私は米国の優れた言語障害者対策を学びにここに来ている。講義をより正確に学びたい。早速の提案だが、あなたは速記術を利用するとともに、日本製の録音機を使ってくれないか・・・そうすれば、あなたは今以上正確に講義の浄書ができる。あなたがタイプ浄書するときに、このカーボンペイパーを使い、コピーをとり、そのコピーを私に下さればいいのです。あなたのこのサービスが私の学習効率の向上をつうじ、米国の優れた文化を日本に伝え、日米文化の懸け橋となる」と。以上を吃りながら下手な英語で話し、同時に風呂敷をネッカチーフとして進呈した。

美しい彼女の快諾をえてからは、ベッドに横になり、ソニーの録音機を回しつつ彼女からの浄書を読むことに専念した。これを昼寝をしつつも連続した。これでやっと講義が理解できるようになった。最初の中間試験ではB（一）、「ビーマイナス」つまり「良の下」までたどりつけ、かくて本国送還をまぬがれたのである。

少し米国学生生活に慣れてくると、こ

こカンサスはまったく田舎であることに気がついた。Wichita Cityはカンサス州のなかでは人口30万人の大きい方の都市なのであるが、定住すると飽きてしまう。州の東端にカンサス市という大都市があるが、そこは事実上隣の州と同じなのである。

また、Wichita City周辺では宗教上の信念も堅固であり、大学の言語障害研究所の修士の資格を持つ職員と会話をしていたおり、私がふと「人間は猿から進化した・・・」ともらしたところ、彼は急に激怒し、「ゴロー、人間は神が造りたもうたものである」との説教がはじまってしまった。

自家用車でもなるべく男子学生と女子学生とは同乗しないように指示されていた。さらに私などのドクターの資格のあるものが、たとえば職業運転手（日本に進駐した、日本愛好家）と親しく交際するのは禁じられていた。ここ中西部では社会的な立場による見えない差別がいたるところにあり、「自由の国、アメリカ」という印象は払拭されそうになった。もっとも、西海岸や東海岸の大都会においてはまったく違うのである。

麻布中学の剣道部後輩で、防衛大学を2年修了で退学し、米国留学を決意された月井俊和氏が私の宿舎にしばらく同居され、私の学ぶ大学の工学部に入学した。同氏のすばらしい交渉力・体力・学力・ギター演奏力には頭がさがる。種々の武勇伝を残しつつ、同大学で修士を獲得、さらに米国女性と結婚した。結婚の仲人をカンサス市内の教会で私がつとめた。同氏は以降米国籍をとり、米国の工業会社に勤務し、幹部社員として活躍され、現在は名古屋市にある同社の日本支社長として活躍している。部下に博士号所持の技術者10数名を含めかなり大所帯を立派にまとめている。米国の同氏の自宅には、双発と単発飛行機それぞれ1機があり、同氏が教官免許をもつので私が渡米したおりには同乗飛行をしてくださる。まさに快男児である。

昭和38年（1963年）6月　同大学院・博士課程卒業・Ph.D.（言語障害学）受領・助教授

4年間大学院の院生として試験・試験に悩まされたが、同大学大学院における最初のPh.D.(Doctor of Philosophy（直訳して哲学博士、実際は言語障害学博士）の学位を日本人の私がいただいたのである。新聞などにも書かれかなり祝福された。ただ、残念であったのは、学位論文作成中に日本において近親者2名の不幸があったことである。当時の経済事情では一時帰国すらできなかった。最近の海外旅行事情を思うと想像すらできないが。

学位をいただくとすぐに、同大学大学院の助教授となり、奨学金から俸給にかわった。そして約1年間米国人学生・院生をしごいて今までのしごきへの鬱憤を晴らしたのである。

渡米前の私の身分は、文部教官・助手であり、助手のうえは講師、助教授、教授という系列があり、その最下位であった。海外留学中も約2年間その身分は継続できたが、そこで国との契約は切れる。父は東京大学医学部助手という身分の重要さを考え、留学を断念させたかった。私は、海外で遊んでいるのなら別だが、これくらい一所懸命に勉強している私を見捨てるような日本政府ならば日本には帰らないと思い、近親者の不幸に際しても、助手の期限がきれても、動揺することはなかった。

昭和39年（1964年）4月　厚生省・国立聴力言語障害センター・厚生技官・言語課長、5月　東京大学医学部講師（非常勤）

昭和39年春、東京オリンピックの寸前

に船で横浜港に上陸した。すでに私には、厚生省・国立聴力言語障害センター・言語課長・厚生技官と発令されるよう用意されていた。さらに毎週2回、東京大学医学部の講師として東京大学医学部付属病院・小石川分院で勤務するよう発令された。インターン終了のころ、言語障害などを研究しても就職口は無いと先輩から予告されて以来8年間で事情は急変したのであった。

私が言語課長として就任するまでは、国立聴力言語障害センターは国立ろうあ者更正指導所と言っていた。いうなればデフ・センター（デフとは「ろう」を意味する英語）であった。それが、スピーチ・センターと変わったのである。この背景には当時の所長の政治力もあったようである。言語課長の前任者・田口恒夫医師・医学博士は所長と意見が合わず、お茶の水女子大学児童学科に助教授として転出されていた。田口先生は私の留学先の世話などを親切にしてくださっており、私は公私にわたりいろいろお世話になったので、その地位を継ぐのに悩むところがあった。

言語障害に関係するリハビリテーション・ハビリテーションの職種として、今年度（1998年）「言語聴覚士」が国会で認められた。この道の開拓者としての耳鼻咽喉科出身の所長、および整形外科出身の前任課長はともに立派な考えをおもちであった。それだけに後任課長である私は困惑したのである。

私は米国留学中に学んだことを吐き出しつつ、慣れない公務員生活を送り、言語障害として狭く領域を限るメリットとディメリットなどを考えはじめていた。

昭和42年（1967年）7月　東京都心身障害者福祉センター・東京都技師・医学判定科長

たまたま東京都民政局（現在は福祉局）

の方から言語障害に関する領域を包含した総合リハビリテーションの施設を創設するので相談にのってほしい、というお申し出があり、人の面で協力したりしていた。その結果、東京都心身障害者福祉センターの医学判定科長（東京都技師）として東京都へ転出することとなった。

東京都心身障害者福祉センターの所長は前述の原田政美先生であり、率直に言って私が学んできた米国の言語障害者（児）対策よりはるかに優れた構想をおもちであった。特に医学・医業のメリットとディメリットについては医師の立場から厳しく説かれていた。つまり、「治らないからこそ障害なのである。治らない障害を治そう・軽減しようというのは間違いである」という大胆な方針をうちだされた。これは私の帰国以来のもやもやを吹き飛ばす名言であった。この名所長のもとで2年間勤務できたことは、米国留学で学んだ内容以上に幸せであった。

この東京都のセンターに勤務していたころから、文部省の国立特殊教育総合研究所構想が生まれはじめた。原田所長はその企画の重要なメンバーであったので、私は間接的にお手伝いをした。

昭和44年（1969年）7月　大阪教育大学・言語障害児教育教員養成課程・文部教官・教授

そのうち東京学芸大学に言語障害児教育教員課程が創設され、ひき続いて大阪教育大学にも同様な課程が創設された。私が大阪教育大学から招聘されたので、原田所長に相談したところ快諾を得たので赴任することとした。

大阪に赴任するしばらく前までは、「障害の治癒あるいは軽減」を言語治療・Speech Therapyとして主張していた私なので、大阪・近畿・西日本の言語障害関係者の多くも同様に思っていた。そこで、「障害の治癒あるいは軽減」ではなく、

「治らないからこそ障害なのである。治らない障害を治そう・軽減しようというのは間違いであり、医者が匙をなげたところからリハビリテーションあるいは障害児（者）教育は始まる」と主張した。

関西とくに大阪の元気のよい言語障害関係者は、経歴のよさと格好のよい論文をもっぱら書いている神山が関西にきたら、西日本の現場の厳しさをぶつけてしごいてやろうと待ちうけておられたと後日きいた。しかし、現実にはまったくスムースに関西の方々とともに関係の仕事をすすめられた。これは、早稲田大学・語学教育研究所・永保（ながほ）澄雄助教授が、その職を辞して大阪教育大学に来てくださり私を支援してくださったからである。

永保先生ご夫妻は共に海外諸国の文化とともに多くの言語に通じておられ、ご夫君は今年（1998年）3月末まで京都の龍谷大学経済学部で教鞭をとっておられる。しかし、そのご活躍の領域は大学をはるかに越えておられる禅僧である。

大阪教育大学に私が赴任したのは、大学紛争の嵐が一段落した直後であった。多くの教官はその対応に心をくだかれ、心身ともにお疲れになっておられた様子であった。幸い、永保先生は早稲田大学において大学紛争にたいする免疫をつけておられ、私は大学紛争にまきこまれていなかったので、ふたりして新鮮に紛争後の余波に対応できた。じつに痛快な4年間であったことをご支援くださった永保先生ご夫妻および関係各位に感謝申し上げる。

学生に関する思い出では、紛争直後の怠け癖のついた学生群の親玉らしい男子学生1名をグループ面接による期末試験で不合格にした。必須科目での不合格なので、彼は留年したのである。しかし、1年遅れの卒業に際し、彼はわざわざ私の所に来て、「先生、落第させて下さって、本当にありがとうございました。おかげで私は勉強が好きになりました」と礼を述べられた。私こそ彼に感謝したいのであった。事実、彼が落第したので、「言語障害課程では勉強しないと本当に落第するぞ！」ということが徹底し、他の課程では見られない緊張感がクラスにみなぎったのである。このことを最初につかんだのは、大学の守衛各位であった。守衛さんは「言語障害課程の学生は、目付きも歩き方も元気があり、本当に勉強している。我々は遊んでいる学生はキャンパスから締め出す方針だが、本当に勉強している学生さんは夜でも大事にしたい」と言ってくれた。以後、言語障害課程の学生は守衛各位から特別扱いの待遇をうけ、学生はますますハッスルした。勿論、この背後には永保先生ご夫妻の陰のお働きがあった。

このようなわけで、教授1名、助教授1名で発足したコースであったが、4年目には教授2名、助教授2名の言語障害の、大学のコースとしては日本において最大となった。かくて、48歳（数え歳）の春、これ以上大学という「ぬるま湯」に浸っていると出られなくなると自覚するにいたった。

なお、そのころまで言語障害の重要性ばかり考えていた私は、頭髪が薄くしかも吃る一学生から、「吃りよりも頭髪の薄さの方が問題として重大である」と断言され、ショックを受けた。このことは以後の私自身の進路に徐々に影響を与えた。

大学教官をつとめた4年間の最後の2年間には、大阪市中央児童相談所の依頼で大阪市内の在宅障害児の家庭訪問をさせていただいた。保健婦、ケースワーカーと医師（私）の3人組で1日3家庭を訪問し、サービスする役目であった。このどぶ板をまたぎつつの家庭訪問で学ばせていただいたことは深刻であった。その要点を順不同で箇条書きにしてみよう。

①重度の障害児をかかえ、しかも経済的にも不遇なご家庭でも、玄関に入った瞬間になんとなく明るい感じがするご家庭がある。そのような場合に室内に入ってから、神棚や仏壇を拝見するとその理由がわかることが多かった。

②医療者が安易に言った将来の見通しが、その子供およびそのご家庭に重大に被害をあたえていることがかなりある。医療者は励ましの意味で明るい見通しを告げたのであろうが。これは178頁にも書いた、私の陸軍予科士官学校身体検査受験時の某陸軍中佐の励ましにも共通するところである。

③障害児の家族全員の健康を増進しないと、障害児は元気にならない。

昭和48年（1973年）　福祉法人・淀川善隣館付属・健康開発研究所・所長に転出

前述した大学「ぬるま湯」論とこの③とから、当時すでに健康開発の道を歩みはじめていた医学科同級生・池上晴夫先生（筑波大学名誉教授）とも語り合い、淀川善隣館付属健康増進研究所・所長に転出した。同研究所では早速私を約1週間強、米国テキサス州にあるケネス・クーパー博士（医師）のエアロビクス研究所に実習と視察とのため派遣した。帰国後、徐々にエアロビクス・ジョギングなどという言葉は普及しはじめたのである。

健康増進関係の仕事は石油ショックなどの急性不況により頓挫した。私はその方向の研究をほそぼそと続けながらも、以降温泉療養（リハビリテーション）と毛髪関係（植毛・脱毛）などの研究開発に、現場において力を注いだ。その間、看護職・理学療法士・診療放射線技師などの職種の養成にも清恵会医療専門学院にて関係し、後述の藤原治診療放射線技師のご援助をうけて卒業生の国家試験合格100％などを達成した。

国家試験に合格させる秘訣の一つは、

答案用の鉛筆の芯の削り方にもあることを知った。現在の筆記試験の多くは選択式であり、答案用紙には鉛筆で塗りつぶす4角の枠が、選択肢の数だけ用意されていた。受験生は鉛筆でその枠を少しでも早く塗りつぶし、時間の許す限り多くの問題に挑戦するべきである。したがって、鉛筆の芯の形状は円錐形ではなく梯形（ていけい、くさびがた）であった、しかも柔らかい芯（ＨＢ）の方が枠を速く塗りつぶせて有利なのである。

この時期には陸軍士官学校60期・山下昭夫先輩、および藤原治・診療放射線技師から公私にわたりご援助をいただいた。山下氏は戦後陸上自衛隊に入隊し、最優秀中隊長となり、銃剣術および射撃（ピストルを含む）の指導、女性部隊の指揮、電算機による大組織の管理などに優れておられる。現在は大阪府下で弓術の修業に励んでおられる。同氏の名利にとらわれない淡々たる歩みには、常に一服の清涼剤の感がある。

藤原治氏は診療放射線技師の資格をとられてから、さらに慶応大学文学部哲学科の通信教育部にすすまれ、通信教育自体のもつ難関を突破され、科学哲学の卒業論文を完成し、文学士となられた。清恵会第2医療専門学院の診療放射線技師養成部門の創設に参画され、ユニークな教育哲学をもって学生を指導された。その徹底した学生指導の実際を拝見するにつけ、頭のさがる思いで一杯となるのである。

毛髪関係の研究開発の原点は197頁の大阪教育大学時代に「頭髪が薄くしかも吃る学生からうけたショック」である。言友会という成人吃音者自助グループの方々に聞いても、「髪の毛が薄くなりそれが心配になりはじめたら、吃りが軽くなった」という。これは「毒をもって毒を制す」との故知にも通ずる貴重な発言があった。そこで、吃音以外の領域の問題と、吃音の問題との比較研究の必要を感じた。たまたま昭和大学医学部の形成外科・美容外科の教授が東京大学医学部医学科同級生の鬼塚卓弥医学博士であったので、早速研究生として弟子入りしご指導をいただいた。そのうえ医学博士の学位まで授与されたのである。同博士は日本における兎唇・口蓋裂手術の名人中の名人であり、手術後の発音の問題にも熱心であられた。現在でも同大学理事・名誉教授として活躍中。

　この間、つまり昭和50年ころから昭和59年ころまで兵庫県・神戸市・有馬温泉病院・院長（藤原治・診療放射線技師から援助される）、福島県・郡山市・太田熱海病院付属・健康教育センター・所長（太田舜二院長から援助される）、滋賀県・清恵会近江温泉病院・院長（陸士60期：山下昭夫先輩から援助される）、大阪府・清恵会医療専門学院・名誉院長（藤原治・診療放射線技師から援助される）などを歴任した。

昭和60年（1985年）4月　烏山診療所（内科・皮膚科）開設。3年後医療法人社とした

昭和60年春、還暦も近くなり未だに開業医師として生活したことがないことを考え、東京都世田谷区南烏山（からすやま）6―7―19の新しいビルの1階に烏山診療所を開設した。標榜科目は耳鼻咽喉科ではなく、内科・皮膚科とし、毛髪関係の診療もやりやすくしておいた。しかし、最初はもっぱら保険診療に集中して働いた。いろいろな患者さんから教えていただきながら、東洋医学専門医の資格をとったりしていた。

　薬をなるべく使わない主義でいくと、どうしても食事と運動との指示が多くなる。運動の指示をだして、近くの運動指導のセンターなどへ紹介すると、3週間もすると運動のし過ぎの弊害を訴えてく

る。それで、指示には「怠けながらの運動」と書いたが、それは決して実行されない。それは、指導者が「運動はすればするほど体によい」と思い込んでいるからである。

昭和63年（1988年）12月　日本健康運動指導士会・会長就任

ほとほと私が困っていたころに、当時の厚生省保健医療局・健康増進栄養課が「健康運動指導士」を養成すると発表したので、早速応募し第1回の卒業生となった。

受講して感じたことは

①欧米での運動生理学の紹介が主であり、かつてクーパー博士のところで学んだこと、すなわちエアロビックスとの重複が多かった。

②日本はじめ東洋における健康法などの紹介がほとんどなかった。科学的ではないという立場から批判され省略されたらしい。

③運動・食生活などを改善する意志のない人々への対策はきわめて少なかった。

④この講習の内容にはいろいろな欠点はあるにしても、21日間のとにかく充実した講習を企画し、実行されたことは立派である。

なお、この企画の遂行にあたり、厚生省と医師会の間には「健康運動処方士」か「健康運動指導士」かという名称のうえなどでも多少問題があったと聞く。

さて、運動を人にすすめてみると、早速抵抗に会った。それは、「運動をしたいのだが、時間（余暇）がない」という言い訳である。なるほどと思っていたら、文部省関係の社団法人・日本レクリエーション協会が「余暇生活開発士」という資格を創設するという。ここで学べば、余暇が生み出せると考え、通信教育とスクーリング（合宿）とを受講した。しかし、そこで私は洗脳されてしまった。いままでは「仕事で疲れたら余暇を活用して遊び、再び元気を生み出し（リクリエート）て仕事に戻れるようにする」のが正しいと思っていた。それが逆であり、「遊びが本当の人生であり、遊べるように生活の資を得るための方法が仕事である」という。つまり、余暇ではなく本暇なのであった。すなわち、「生きがいとは何か？」という哲学的大問題を抱えたまま余暇生活開発士の勉強は終わった。

だが、またまた偶然にも厚生省関係の財団法人「健康・生きがい財団」が「健康生きがい開発財団」（略称・生きがい財団）が「健康生きがいづくりアドバイザー」という資格を創設するという情報に接した。受講して各位と生きがいなるものを語りあい、運動・食生活などの改善への妙案を考えたく思った。美しい富士の裾野における合宿で、居眠りしながら受講した。企業、自治体、教育機関、個人など多種多様な背景の受講生と語りあえたのがよかったと思う。発足以来、会の運営はじめ、卒業生（現在１７０７名）の進路について一貫して見守っておられる松本吉平常務理事・事務局長のご健闘を祈る。

結局、生きがいについて何を学んだか？　かつては「国のため死して甲斐ある命なりせば…」（特別攻撃隊隊員の遺詠：君がため何か惜しまん若桜、散りて甲斐ある命なりせば）と思って私どもは対戦車肉薄攻撃などの訓練に励んでいた。図らずも、今ここに還暦プラス十二年と生き延びてしまった。現時点で「国のため生きて甲斐ある命なりせば…」と思っている。これら二つの宣言（連立方程式）から共通項を消去すれば、「死生命あり、論ずるに足らず」との結論に到達しよう。よって、私は生きがいの有無にかかわらず、勝手に感謝してしまうこととした。

以上３種類の資格を学び、私なりの「指導」に関し到達した結論は「運動・食生活・その他何事でも、理論・依頼・強迫では人は変わらない。『あのかたのようになりたい！』と人に思っていただけるような人柄、魅力ある人柄に自分がなる以外にはない。そして、人からどうすべきか質問されたときには、その質問を復唱し、内容を確認し、できるだけ短くその人の立場で答え、経過を見守る」となった。これを健康運動指導士のあり方に当てはめると、「健康運動指導士は健康の『商品見本』であれ！」ということになる

日本健康運動指導士会で、健康運動指導士は「健康の商品見本」であれと主張しているのだが、私の掲げた主張に忠実であろうと工夫している。工夫の内容を私は箇条書きにしてみる。

（1）眠たいときには、眠ることをすべてに優先する。

（2）食事は「もったいない」と思わず、遠慮なく残している。量よりバランス！

（3）酒類は好きであるが、すぐ眠くなり少量しか飲めないことを吹聴している。

（4）運動は目下藤本ヨガ学院などの指導をうけつつ、毎週2回はおこなっている。運動とともに楽な生き方（結局は正しい姿勢・深い呼吸）を続けている。

（5）間食（飲料をふくむ）は少なくしている。

（6）消化器官をはじめ全身の器官・臓器に刺激を与える為、ときに無茶をする。

（7）人との約束を避ける工夫をする。（安請け合いをしない）

（8）生きがいの有無にかかわらず、勝手に感謝してしまう。

平成9年12月1日現在、有資格者6475名であり、その6割以上が女性である。厚生省、財団法人・健康・体力づくり事業財団（健体財団）、日本健康スポーツ連盟などのご援助のもとに日本健康運動指導士会が発足し、不肖神山がその会

長の職にある。健体財団の萩原隆二常務理事はインターネットなどの利用による健康情報発信の重要性にも着目されつつ、有資格者の活用・発展に苦心しておられる。なお、私自身は老害を撒き散らさぬよう自戒している。

運動・食生活などの面で私に種々ご教示くださっているのが、元陸上自衛隊将補・柴田繁氏である。同氏は麻布中学校の同期生ではあるが、秀才でありつつも体力・体技抜群であり、よって麻布の4年生から陸軍予科士官学校（59期）に入校された。終戦後招かれて自衛隊に入り、米国に留学しレンジャー訓練をうけ、さらに教官適任証を米軍将校の間にあっても最優秀な成績でとってこられた。帰国後は陸上自衛隊富士学校・防衛大学校などにおいて後継者を養成され、現在各師団でおこなわれているレンジャー訓練コースの基礎をつくられた。同氏は空挺隊員の資格も有し、自衛隊体育学校校長を最後に退官され、現在健在、尺八をプロとしてもたしなみ、古武士の風格を有する方である。勝手に私淑申し上げている方のお一人である。

平成8年（1996年）11月　医療法人社団・松嶺会・老人保健施設・聖寿園・施設長兼務。

烏山診療所は最初神山五郎の個人経営であったが、医療法人社団・整盛会（理事長・神山五郎）の法人経営となり、より公益性が強調されてきている。

理事長として今日にいたる一方、自己の年齢をも鑑み、「明日は我が身」の老人問題を研究したくなり、群馬県下で最古・最良の評判のある老人福祉施設・聖寿園におもむいた。この施設は群馬県太田市にあり定員は痴呆老人　50床、虚弱老人　50床、通所　80名である。

なお前述の日本健康運動指導士会・会

長のほか次のような役職に就いている。日本音声言語医学会・評議員、日本失語症学会・特別会員、イトオテルミー療術師会・副会長。

平成8年（1996年）11月　依頼により群馬県太田市・老人保健施設・聖寿園・施設長を兼務。

平成11年（1999年）7月　同月31日に後任者確保により聖寿園退職。

平成11年（1999年）8月　依頼により北海道北見市・老人保健施設・さくら・施設長を兼務。

平成12年（2000年）7月　同月31日に後任者確保によりさくら退職。

平成12年（2000年）8月　株式会社・民間介護サービス研究所・顧問就任。

平成13年（2001年）7月　依頼により横浜市・介護老人保健施設・さわやか・施設長を兼務。

平成15年（2003年）3月　同月31日に後任者確保によりさわやか退職。

平成15年（2003年）4月　横浜市青葉区・医療法人社団・千草会・診療所の管理医師就任。

平成16年（2004年）3月　同月1日に医療法人社団・整盛会の理事長を辞任。
　同月31日に医療法人社団・千草会・診療所の管理医師辞任。
　同月31日に株式会社・民間介護サービス研究所・顧問辞任。

平成16年（2004年）4月　アパリ・クリニック上野を開設し、診療所の所長・管理医師就任。

平成8年以降については、箇条書きのとおりであり、もっぱら高齢者福祉と医療とに従事し特に「挨拶」と「笑顔」を強調しつつ、日々を送っていた。その間の思い出として残るのは、

①毎月、芸術療法の面からご協力くださった生け花の加藤幸子ご夫妻様。

②年に数回、足の裏から高齢者をリラックスさせてくださった日本リフレクソロジスト養成学院（学院長　笹井和子様）の多くの学生・教職員各位。

③懐かしくも美しい楷書の童謡・歌唱・軍歌を聴かせてくださったアベ・マリア（唱歌の学校　代表　長野安恒様）関係者各位。

④最後であり最大の感謝を、今日までのそれぞれの施設・診療所において、至らぬ私を支えられた患者・入所者・通所者・職員各位に捧げる。

各位のご協力で、どれくらいの事故が未然に防げたか、日々ありがたく思っていたことをここに改めて述べさせていただく。

「神山五郎の年譜」をまとめるにあたり、ご恩を受けた恩師・先輩・同輩・後輩・友人・知人・親戚の方々の面影が次々と浮かんでくる。本当はもっと多くの方々から直接・間接にご配慮していただいている。真相は、自分（私）の感度が低く、それらのご配慮に気づかないだけなのである。

この章の初出は関育子様の浄財による支援で刊行された「勝手人生・勝手解釈」であり、出版に際しては手を入れた。

あとがき

読んでくださり、ありがとうございます！
わがまま勝手な著者の注文をうけとめ、
温かい一文までを賜った編集の海老原幸雄氏、
重厚にして情緒ある装丁で華をそえられた三田和美さんに感謝いたします。
読者のみなさまからご叱正を賜ることができたら、望外の幸せです。

平成十六（二〇〇四）年四月

「アパリ・クリニック上野」にて

神山　五郎

付　神山先生との出会い

「医療新報」記者　海老原幸雄

先生は、ときどき〝神山式〟ということを言われる。この本のまえがき、あとがきをお願いしたときも、そう言われた。

親子ほども歳の離れた神山五郎先生にインタビューをさせてもらったのは10年以上も前のことである。ある教授の紹介で、医師と現場看護師とのコミュニーションという問題について話を聞く事になった。土曜日の診療を終えたあと、新宿駅近くにある談話喫茶で30分ほど時間をいただいた。私の心を射抜くような視線と、一言一句噛み砕くように話す言葉づかいの正確さに、脂汗を滲ませて耐えたことを今でも覚えている。

しかし、インタビューを終えて顔写真を撮らせて欲しいと頼むと意外なほどあっさりと受けてくれた。ところが撮影に適当な場所がない。公園まで行ってもらう時間などない。思い切って「ここでお願いします」と、駅に続く雑踏の中を指定した。すると、「ふむ、いいでしょう」と、肩に掛けたリュックを通路脇に置き、口元を真一文字にはるか彼方の一点を見つめる。先生は仁王立ちになった。つぎの瞬間、私は無意識にシャッターを切り続けていた。夕方の通勤客が好奇の目で振り返りながら通り過ぎていったに違いない。

今にして思えばなんて失礼なことをしたのだろうと反省しているが、先生はその時のことを一度も口にしたことがない。それどころか、出来上がった新聞を読んだと、丁寧なお礼の言葉をいただいた。記事内容にも共感してくれたことに正直ほっとしたし、大きな達成感を味わった。いろいろ取材をしてきたがこんな風にきちっと評価してもらったのは初めてだった。うれしかった。

ある日、こんな事もあった。ある種のガスを使った治療法を見学に行ったときのことである。私は取材のために同行させてもらった。皮下に注射針を刺し、そこからガスを注入するとガスの作用で炎症を抑えることが出来るという。私は説明を聞いただけで尻込みしたが、先生はなんとその時「私を実験台にしてください！」と一歩前に進んだのである。あとで、痛くなかったですかと尋ねると、「それを確かめにきたんです」とにっこりされた。私は自分の愚問に顔から火が出るほど恥ずかしい思いをした。先生は私に記者の基本を教えてくださったのである。これも、一言報恩の〝神山式〟の教育なのだと思う。

索　引

神山五郎の健康談義―平成版養生訓―

発　行　二〇〇四年五月五日　第一刷

著　者　神山五郎

発行人　伊藤太文

発行元　株式会社叢文社
〒一一二―〇〇〇三
東京都文京区春日二―一〇―一五
電話　〇三（三八一五）四〇〇一

印刷・製本　株式会社プロスト

定価はカバーに表示してあります。
乱丁・落丁についてはお取り替え致します。

ISBN4-7947-0487-9